Heilsame Meditationen bei Depressionen

Gabriele Rossbach

Heilsame Meditationen bei Depressionen

Erste Hilfe und begleitende Therapie

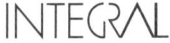

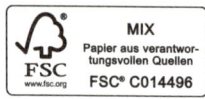

FSC
www.fsc.org

MIX
Papier aus verantwortungsvollen Quellen
FSC® C014496

Verlagsgruppe Random House FSC® N001967
Das für dieses Buch verwendete FSC®-zertifizierte Papier
Munken Premium Cream liefert Arctic Paper Munkedals AB, Schweden.

Integral Verlag
Integral ist ein Verlag der Verlagsgruppe Random House GmbH.

ISBN 978-3-7787-9263-6

Erste Auflage 2015
Copyright © 2015 by Integral Verlag, München,
in der Verlagsgruppe Random House GmbH
Alle Rechte sind vorbehalten. Printed in Germany.
Redaktion: Ralf Lay
Sprecherin CD: Gabriele Rossbach
Musik: Kristian Rossbach
Aufnahme und Produktion CD: Bruno Lienemann
Einbandgestaltung: Guter Punkt, München – Andrea Barth
Covermotiv: © molka/thinkstock
Gesetzt aus der Adobe Garamond bei EDV-Fotosatz Huber, Germering
Druck und Bindung: GGP Media GmbH, Pößneck

www.integral-verlag.de

Gewidmet meinem geliebten Lehrer
H. W. L. Poonjaji

»Das Glück gehört denen, die sich selbst genügen.«
Aristoteles

Inhalt

Vorwort

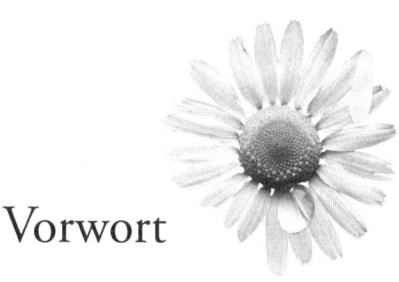

Vorab: Ich bin mit absoluter Sicherheit davon überzeugt, dass Sie in Ihrer wahren, ursprünglichen Natur ein freudiges und glückliches Wesen besitzen. Erinnern Sie sich noch daran? Sie sind wie jeder von uns mit diesem positiven Naturell zur Welt gekommen. Glücklich, freudig, neugierig, freundlich, aufgeschlossen.

Natürlich haben Sie recht, wenn Sie einwenden, dass Sie viele Enttäuschungen, Verletzungen und Frustrationen im Verlauf Ihres Lebens erleiden mussten. Und wie sehr solche Erfahrungen Ihr Vertrauen in die Mitmenschen und ins Leben untergraben haben. Wie dadurch Ihre Lebensfreude nachgelassen hat. Wie sehr Sie sich davon entmutigt und traumatisiert fühlen. Womöglich hat sogar irgendetwas in Ihnen »aufgegeben« und die Hoffnung verloren. Die Hoffnung, je wieder so richtig glücklich zu sein …

Depressive Stimmung und Depression sind oft die Folgen solch tiefer Verletzungen und Frustrationen. Und Depression ist wahrhaftig ein scheußlicher Zustand! In einer tiefen Depression bleibt in der Seele oft nur noch ein einziger Wunsch übrig: nicht mehr zu existieren. Dem Daseinszustand in seiner Unerträglichkeit zu entkommen, die Unerträglichkeit des Seins zu beenden.

Allerdings gibt es gute Nachrichten. Nämlich dass es sich bei der depressiven Hoffnungslosigkeit um eine Illusion handelt. Es ist fast so, als hätte die Seele Gift getrunken, das ihr wie eine Negativdroge vorgaukelt, alles werde für immer verloren, öde, sinnlos und freudlos sein. Doch die Seele irrt, wenn sie das glaubt. Depression ist ein vergänglicher psychischer Zustand. Depression ist überwindbar. Es gibt Gegengifte für dieses Seelengift. Eines der wirksamsten davon ist die gezielte Meditation zur Auflösung dieser seelischen Verdunkelung. Ein anderes ist die rechte Art des Denkens über die eigene Person. Während einer akuten depressiven Stimmung ist es nicht primär die Achtsamkeitsmeditation, die uns dann hilft – sie kommt erst später zum Einsatz. Zuerst helfen der Seele spezielle, therapeutische Bildmeditationen, um aus dem tristen Dunkel der depressiven Niedergeschlagenheit wieder aufzutauchen. Über archetypische Bildsymbole können wir transformierende Heilungsimpulse ins Unterbewusstsein einschleusen, dessen Sprache bildhaft ist. Diese archetypische Bildsymbolik, mit der das Unterbewusstsein kommuniziert, wurde seinerzeit von Sigmund Freud und – noch sehr viel detaillierter – von C. G. Jung entdeckt und beschrieben.

Wenn man dem Unterbewusstsein die entsprechenden tiefenwirksamen Bildsymbole liefert, wird es diese verstehen und die gewünschten Wirkungen zuverlässig liefern. In meinen Seminaren und Beratungsgesprächen habe ich immer wieder die erstaunlich schnell einsetzende positive Wirkung von Bildmeditationen beobachten können. Durch solche tiefenwirksamen Meditationen können sogar die Wurzeln und Ursachen der Depression aufgelöst werden. Unterstützend können eine gesunde Ernährung, Sport und Nahrungsergänzungsmittel hinzukommen. Besonders interessant sind hier zum Beispiel bestimmte Probiotika, die neuesten Erkenntnissen der Ernährungswissenschaften zufolge antidepressiv wirken.

Aber noch mal zurück zur eingangs erwähnten guten Nachricht für Sie: Ihr wahres, innerstes Naturell der Freude und des Glücklichseins haben Sie definitiv nicht verloren! Sie können es gar nicht verlieren. Es kann höchstens dermaßen stark überlagert sein von Frustration und Depression, dass Sie nichts mehr davon wahrnehmen können. Dass Sie nicht einmal mehr die Hoffnung haben, dass ein solches Fünkchen noch in Ihnen glimmen könnte und wieder zu entfachen wäre.

Viele Menschen erleiden ihre Depression ursächlich durch ein Empfinden eigener Wertlosigkeit. Diese Selbstdefinition kann einen Menschen in depressive Abgründe stürzen lassen, aus denen er niemals mehr zu entkommen glaubt. Manchmal entsteht eine Depression aber auch nach dem Ende einer Partnerschaft oder nach einem Todesfall, wenn man sich schmerzlich verlassen und einsam fühlt. Oder wenn man vom Partner betrogen und verletzt worden ist.

Zuweilen wiederum können als Ursache ganz einfach die Hormone verrücktspielen, wie das bei Frauen nach einer Entbindung oder in den Wechseljahren manchmal geschieht. Manche tauchen aber auch scheinbar völlig grundlos und aus heiterem Himmel ganz plötzlich in das triste Grau der Depression.

Doch für jeden ist es möglich, den Weg aus dieser trüben psychischen Einöde zu finden. Im ungünstigeren Fall wird die Verfassung eine Weile von einer Psychotherapie und eventuell von Medikamenten begleitet sein müssen, das sollte man letztlich mit dem Arzt entscheiden. Häufig jedoch liegt die Ursache in psychischen Vorgängen begründet, die auf direkte und einfache Art bereinigt, überwunden und harmonisiert werden können, sodass die ursprüngliche Lebensfreude wieder zum Vorschein kommt. Wenn wir erst wissen, welche

Mechanismen uns in die Depression hinein- und vor allem wieder *hinaus*befördern können, erschließen wir uns die Überwindung der Depression und eine dauerhaft freudige Grundstimmung.

Gezielte Meditationen vermögen die psychische Verfassung in vielen Fällen schon innerhalb weniger Tage aus dem öden Grau emporsteigen zu lassen und in die natürlich-freudige Grundstimmung zu verwandeln.

Manche Klienten benötigen Wochen für diesen Prozess, manchmal findet die Überwindung einer depressiven Stimmung innerhalb einer Stunde statt. Manchmal ist sie endgültig, manchmal hat man Rückfälle zu meistern. Die Rückfälle, die viele Depressive erleben, werden jedoch mit diesen Kenntnissen und Methoden von Mal zu Mal schwächer und seltener. Vor allem werden wir lernen, typische Fallen zu umgehen, die die Psyche überhaupt erst in die Depression stürzen lassen.

Wer die Prinzipien der seelischen Gesundung kennt und sie mithilfe von Meditationen anwendet, kann jede Krise meistern und eine bewundernswerte psychische Widerstandsfähigkeit (Resilienz) entwickeln.

Fünf der hier vorgestellten Meditationen sind auf der beiliegenden CD aufgenommen. Ihnen, liebe Leserin und lieber Leser, empfehle ich, das Buch mitsamt den Meditationen zuerst zu lesen, bevor Sie diese hören und auf sich wirken lassen. Denn aus dem Text als Grundlage erschließen sich Ihnen wichtige Zusammenhänge und Wirkungsweisen.

Die Meditationen der beiliegenden CD
Track 1: »Basismeditation zur Überwindung von Depressionen«
Track 2: »Am Fluss«
Track 3: »Selbstliebe und Selbstwertgefühl«
Track 4: »Sonnenmeditation«
Track 5: »Freundlichkeitsmeditation«

Bitte beachten Sie bei allen Meditationen den Abschnitt »Einstimmung auf die Meditation und Rückkehr ins Alltagsbewusstsein«.

Auch die anderen Meditationen wie die »Atemaffirmationen«, die sich hervorragend für den Alltag eignen, oder die »Achtsamkeitsmeditation« und die »Zentrierung im Jetzt-Moment« oder »*Ich* und Selbst-Bewusst-Sein« sind sehr einfach auszuführen, aber hilfreich, und Sie haben damit ein Repertoire, um langfristig zu meditieren, sich zu zentrieren und bei der Überwindung Ihrer Depression voranzuschreiten.

Dabei wünsche ich Ihnen von ganzem Herzen viel Erfolg.

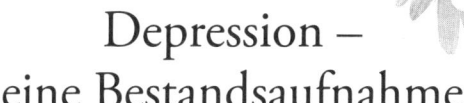

Depression –
eine Bestandsaufnahme

Depression scheint eine typische Krankheit der heutigen Zeit zu sein, obwohl sie auch schon in der Antike auftrat. Doch der aktuelle Leistungsdruck, Stress bis zum Burn-out, kurzlebige Partnerschaften, Reizüberflutung – und das in Kombination mit Stimulanzien, Alkohol, zu wenig Schlaf, Schlaftabletten und so weiter – dürften die Depressionsrate erheblich gesteigert haben.

Depression ist in Deutschland und auch weltweit aktuell eine der häufigsten Krankheiten. Im Lauf ihres Lebens erkranken mindestens 14 Prozent aller Männer und mindestens 23 Prozent aller Frauen daran! Wird die Krankheit nicht behandelt, begehen mehr als 10 Prozent dieser Erkrankten einen Selbstmordversuch. Daher wird die Depression von der Weltgesundheitsorganisation WHO heute sogar als schwerwiegender als Diabetes oder Herz-Kreislauf-Erkrankungen eingeschätzt.

Dabei trifft es oft den Persönlichkeitstyp, der nicht Nein sagen kann, nie etwas einfordert, bescheiden wirkt und sich aufopfert für die anderen. Ob das die Mutter ist, die bis zur Erschöpfung für ihre Kinder sorgt, oder die Lebensgefährtin, die bis zur Selbstaufgabe den Partner umhegt, der Mitarbeiter, der für die Firma endlos unbezahlte

Überstunden macht, oder der Handwerker, der im gesamten Bekanntenkreis kostenlose Renovierungen durchführt.

Leidet solch ein bescheidener, hilfsbereiter und vielleicht viel zu oft überforderter Mensch unter einer Depression, ist das von außen selten erkennbar. Bricht in seinem System jedoch ein Stützpfeiler zusammen, indem er beispielsweise den Partner oder den Job verliert, folgt oft der Totalzusammenbruch.

Manchmal trifft die Depression aber auch diejenigen, die bereits seit ihrer Kindheit unter Selbstwertproblemen leiden, die gehemmt sind und sich aus tiefster Seele nach Liebe und Anerkennung sehnen. Als introvertierte Typen verspüren sie einen chronischen Mangel, den das Umfeld intuitiv aber leider mit einem gewissen gelangweilten Desinteresse und mit Distanziertheit beantwortet. Der extravertierte Mensch hingegen wird solch einen emotionalen Hunger oft durch Heischen nach Anerkennung kompensieren. Das geschieht bekanntlich durch protzige Statussymbole, demonstrative Großzügigkeit oder ein Verhalten, das den Betreffenden stets in den Mittelpunkt rückt. Bei beiden Versionen kann im Laufe der Zeit irgendwann, vielleicht erst nach Jahrzehnten, ein Absturz in die Depression folgen.

Typisch ist, dass die Depression oft jene Persönlichkeiten trifft, die nicht gelernt haben, sich durchzusetzen, und deren Aggression seit der Kindheit blockiert ist. Diese Menschen durften nie etwas einfordern, sie wollten immer gefallen und »lieb sein«. Aber Wünsche äußern, geschweige denn ihre Aggressionen zeigen, war tabu. Sie stecken in dem unbewussten Mechanismus »Lieber depressiv als aggressiv« fest. Doch wer seine Aggression immer unterdrückt, hat natürlich keine Chance, diese Kraft in ein kreatives, aktives und selbstbestimmtes Verhalten zu transformieren.

Die starke vitale Energie der natürlichen Aggression wird sich, wenn sie immer unterdrückt wird, entweder irgendwann in blinder Gewalttätigkeit entladen – oder sich gegen die eigene Person richten müssen, und dann entsteht lähmende Depression. Das zeigt, dass ein Leben, das am eigenen Selbst und den wahren inneren Bedürfnissen vorbeiführt, die Psyche massiv schwächt und irgendwann in heftige Niedergeschlagenheit münden kann.

Dabei äußert sich eine Depression gerade am Anfang nicht immer durch trübe Stimmung. Zunächst agiert häufig der Körper die bestehende Problematik aus. Dann sind es Rücken- oder Magenbeschwerden, oft auch Schlafstörungen, hinter denen sich eine beginnende Depression verbirgt. Hier sprechen Therapeuten dann von einer »larvierten« – versteckten – Depression.

Doch meistens gehen mit diesem Stadium der körperlichen Symptome bereits psychische Probleme einher. Der Betroffene reagiert tendenziell ängstlich, sorgenvoll und grübelt zu viel, er wirkt eher mutlos, passiv und pessimistisch.

Ursachen von Depressionen

Probleme in der Kindheit

Die Ursache für spätere Depressionen können in tiefen Kindheitstraumatisierungen liegen. Folgende Probleme in der Kindheit finden sich häufig als Ursachen:

- gewalttätige Eltern,
- Missbrauch,
- disharmonisches Elternhaus,
- wenig Aufmerksamkeit, Anerkennung und Zuwendung von Mutter oder Vater,
- Bestrafung durch Liebesentzug,
- Scheidung der Eltern oder Tod eines Elternteils,
- Beschimpfungen, die ein gestörtes Selbstwertgefühl verursachen,
- Isolation und Mangel an sozialen Kontakten,
- zu hoher Leistungsdruck seitens der Eltern, also Anerkennung nur für hervorragende Leistungen in Schule oder Sport, Überforderung.

So wird ein Mensch durch die Erfahrung von nicht verkraftetem emotionalem Stress oder traumatischen Situationen anfällig für tiefe Selbstzweifel und Niedergeschlagenheit. Denn die psychische Verfassung wurde durch diese Faktoren destabilisiert, und die Betreffenden sind später anfällig für Störungen. Die Folgen dieser Kindheitssituationen können sich Jahrzehnte später unter anderem als Depression oder als Suchtverhalten manifestieren.

Ein solches Beispiel für Selbstzweifel und Selbstherabsetzung war Sebastian, 46 Jahre, IT-Spezialist, zweimal geschieden, keine Kinder. Nach einem »Anti-Burn-out-Seminar« kam er zu einer Einzelberatung wegen Schlafstörungen und depressiven Stimmungen. Im Gespräch kristallisierte sich heraus, dass er sich in seinem ganzen Leben noch niemals »gut genug« gefühlt hatte.

»Mein Denken kreist ständig darum, zu beweisen, dass ich gut genug bin«, sagte er. *Seine Minderwertigkeitsgefühle versuchte er unter anderem durch Statussymbole zu kompensieren. Mit enormem Ehrgeiz hatte er eine ansehnliche berufliche Karriere hingelegt.* »Mehr kann ich nicht mehr tun, aber meine innere gehemmte Verkrampfung ist und bleibt genau so, als wäre ich der letzte Loser.« *Er war sich seit Langem bewusst, dass er seine Selbstzweifel durch überhebliches und zynisches Verhalten zu kompensieren versuchte. Mit seinen Mitmenschen befand er sich innerlich im chronischen Konkurrenzkampf.*

Dementsprechend unbeliebt war er, niemand fühlte sich in seiner Gegenwart wohl. »Ich gelte als Spaßbremse. Ist ja auch kein Wunder«, *meinte er und fügte resigniert hinzu:* »Das habe ich alles meinem Vater zu verdanken.«

Sein Vater war für ihn seit jeher der Albtraum schlechthin gewesen. Als kleiner Junge sei er immer nur beschimpft und geschlagen worden. Er schien es seinem Vater nie recht machen zu können, immer sollte er der Beste sein, beim Skilaufen, im Schwimmverein, im Tennisclub und erst recht in der Schule. Seine Mutter hatte sich immer herausgehalten, und im Nachhinein fühlte er sich von ihr verraten, weil sie ihn nicht beschützt hatte.

Das ist leider ein typisches Beispiel. Waren solche emotionalen und seelischen Verletzungen in der Kindheit an der Tagesordnung, entwickelt sich das Grundgefühl, nichts wert zu sein, nichts richtig zu machen und nicht geliebt zu werden. Ganz gleich, wie viel man leistet. Dieses subjektiv empfundene Handicap kann das Erwachsenenleben prägen und depressive Stimmungen erzeugen, die keinerlei objektive Berechtigung haben.

Bei vielen Menschen entspricht die Einstellung zum Leben der grundlegenden Einstellung zu den Eltern. Manche Psychologen führen sogar die Eigenschaft der Gier auf einen emotionalen Mangel in der Kindheit zurück. Wer als Kind nicht genug Liebe und Anerkennung bekommen hat, kann demnach als Erwachsener unter Umständen unersättlich und machtorientiert sein.

Der Grundstein für die eigene innere Harmonisierung liegt dann aber trotz allen erlittenen Unrechts und aller Verletzungen in der Aussöhnung mit den Eltern. Denn solange ein Mensch seine Eltern hasst, kann er kein positives Selbstgefühl entwickeln. Auf eine Art ist dann sein »Herkunftsgefühl« blockiert, und das scheint eine unüberwindliche Blockade zu bilden.

»Na, das ist ja noch schöner«, mögen Sie jetzt vielleicht denken, »zuerst wird man von seinen Eltern misshandelt, und später soll man sie dafür auch noch ›lieben‹?«

Es kann je nach den eigenen Erfahrungen zugegebenermaßen enorm schwerfallen, tiefe kindliche Verletzungen zu vergeben. Dennoch ist es ein wichtiger Schritt zu innerem Frieden. Zuerst aber sollte man sich diese Verletzungen überhaupt eingestehen und die eigene Verletztheit bewusst und voller Selbstliebe anschauen.

Daher wird in einer Psychotherapie oft empfohlen, zuerst einmal gründlich aufzuschreiben, was einen seit damals bedrückt. Auch Vorwürfe und Anklagen sind dabei erlaubt, um sich einmal Luft zu machen.

Ein Gespräch mit Vater oder Mutter darüber zu führen ist allerdings nur in den seltensten Fällen möglich, weil das die Kapazität der Eltern meist übersteigt. Die ersehnte Erlösung aus diesen Traumatisierungen entsteht normalerweise ohnehin nicht aus der Einsicht und Entschuldigung des Verursachers, auch wenn der Betroffene das glaubt. Erstaunlicherweise ist es therapeutisch wesentlich wirksamer, selbst ein Gefühl der Vergebung für den »Täter« aufbringen zu können. Letzten Endes beruht psychische Heilung darauf, verzeihen zu lernen und darüber ein empathischeres Gefühl zu Vater und Mutter zu entwickeln.

Sebastian versuchte das Briefeschreiben sofort mit großer Intensität. Jeden Tag schrieb er wütende Texte an seinen Vater, die er am nächsten Tag wieder zerriss. Es tat ihm gut, sich die alte kindliche Wut über die Ungerechtigkeiten aus der Seele zu schreiben. Er sagte, es sei wohltuend, dass er diese Wut und die Anklagen einmal »offiziell« erlaubt bekam.

Nachdem er sich diese wilde Wut eine ganze Weile aus der Seele geschrieben hatte, bat ich ihn, einmal die Kindheit und die Schicksalsverläufe seines Vaters und seiner Mutter zu recherchieren. Er führte daraufhin ein langes und ausführliches Telefongespräch mit seiner Mutter darüber und verfasste dann eine Art Chronik über das Leben beider Elternteile.

Er notierte, dass der Vater – was ihm bislang aus Scham verschwiegen worden war – als unerwünschtes uneheliches Kind auf die Welt gekommen war, geboren im letzten Kriegsjahr, 1945, von der Mutter weggegeben. Er wuchs bei einem Onkel auf dem Bauernhof auf, wo er immer wieder mit einem alten Dreschflegel brutal geschlagen und einmal so heftig damit geprügelt wurde, dass er einen Rippenbruch erlitt. Der Junge war nur geduldet, so weit er sich in der Landwirtschaft mit vollem Einsatz nützlich machte. Die Schule besuchte er selten, ansonsten wurde er dort als »Besatzerkind« be-

schimpft und ausgegrenzt, er machte keinen Schulabschluss, und mit siebzehn verließ er den Hof, um als Hilfsarbeiter jeden sich bietenden Gelegenheitsjob anzunehmen. Schließlich gründete er einen Schrottplatz und handelte mit Autoersatzteilen, was ihm ein knappes Auskommen bescherte.

Sebastians Mutter war die Älteste von sechs Kindern gewesen, sie hatte schon früh Verantwortung und eine mütterliche Funktion übernehmen müssen. Ihre eigene Mutter war psychisch labil und fühlte sich chronisch überfordert. Eigene Ansprüche hatte Sebastians Mutter nie anmelden dürfen, ihr Leben bestand seit jeher aus Pflichterfüllung.

Als Sebastian, der einiges davon bruchstückhaft aus elterlichen Erzählungen wusste, das einmal ausführlich und chronologisch aufschrieb, wurde ihm eines plötzlich klar: Sein Vater hatte wohl immer gewollt, dass einmal »etwas Besseres« aus ihm werden sollte. Jemand, der wohlhabend und angesehen wäre. Als Erziehungsmethode nutzte er dazu die einzigen ihm bekannten Mittel: Schläge und Beschimpfungen.

Sebastian wirkte still und gedankenversunken, als er mit der Lebenschronik seiner Eltern zur Sitzung kam und kommentierte:» Was hatten diese beiden für ein unglückliches, armseliges und anstrengendes Leben«, sinnierte er.

Wir überlegten gemeinsam, ob das vielleicht der einzige Ausdruck von Liebe gewesen sein könnte, zu dem sein Vater imstande gewesen war. Seinem Sohn »ein besseres Leben« zu ermöglichen, ein Leben, von dem er selbst nur hatte träumen können. Wie viel Hass und Groll mochte sein eigener Vater erst in sich tragen über seine leidvolle Kindheit!

Sebastian fiel ein, dass ihn sein Vater beim letzten gemeinsamen Weihnachtsfest einmal ruhig angeschaut und nickend gemurmelt hatte: »*Aus dir ist etwas geworden ...*« Und dann hatte er es noch mal leise wiederholt: »*Aus dir ist etwas geworden.*«

Wir waren uns einig, das konnte nur heißen, dass sein Vater sehr stolz auf ihn war.

Bei Sebastian war nach diesen Betrachtungen sozusagen »*die Luft raus*« – die Wut, die Anklagen, der Hass, der Groll gegenüber seinem Vater. Ihm zu vergeben geschah wie von selbst, sein Vater tat ihm nun einfach nur leid, seine Mutter ebenfalls.

Beim nächsten Besuch bei seinen Eltern war seine Grundstimmung erstmals ohne Groll, sehr friedlich und liebevoll. Die Themen der Vergangenheit sprach er bewusst nicht an, weil seine Eltern dafür ohnedies keinen Sinn hatten – und es auch für ihn keinen Sinn mehr ergab.

Damit war der wichtigste Schritt schon einmal getan, um negativen und blockierenden Gefühlsballast abzuwerfen. Grundsätzlich lassen bittere und depressive Stimmungen automatisch nach, wenn alter Hass und Groll sich auflösen.

Die innere Hochspannung und auch sein Zynismus hatten sich darüber verloren, wie Sebastian berichtete. Ich empfahl ihm eine unterstützende Psychotherapie, um nun gezielt an seinem Selbstwertgefühl zu arbeiten. Er kam regelmäßig zu geführten Einzelmeditationen, und die Selbstliebe-Meditation wurde nach einer Weile zu seinem Favoriten. Parallel dazu nahm er an einer Gruppentherapie teil.

Innerhalb eines Jahres hatte Sebastian ein nie zuvor gekanntes gesundes und fröhliches Lebensgefühl entwickelt. Er war erstmals zu kollegialem Verhalten bereit. Neuerdings knüpfte er soziale Kontakte.

Er resümierte seinen neuen Zustand des inneren Wohlbefindens ungefähr so: »*Ich fühle mich viel lockerer und entspannter. Ich nehme mein Ego nicht mehr so wichtig, weil es mir einfach nicht mehr so bedürftig erscheint. Ich kann entspannter, selbstbewusster und vor allem freundlicher mit anderen umgehen. Ich habe tatsächlich mein Lachen wiedergefunden, das seit Jahrzehnten verschollen war.«*

Häufige depressionsverursachende Schicksalsprobleme

Das Schicksal liefert auch nach der Kindheit leider oft noch Schwierigkeiten, die Verzweiflung und depressive Stimmungen nach sich ziehen können. Dazu gehören zum Beispiel:

- Familien- oder Partnerschaftskonflikte,
- Scheidung, Partnerverlust,
- soziale Isolation,
- psychischer Druck und Stress bis hin zu schweren Schlafstörungen und Burn-out,
- permanente Überforderung und Existenzängste oder
- schwere Unfälle mit Auswirkungen auf die körperliche Gesundheit.

Wenn Sie eine dieser Ursachen bei sich erkennen und das Gefühl haben, damit nicht allein fertigzuwerden, suchen Sie sich ärztliche und therapeutische Hilfe. Selbstverständlich wirken sich unsere gezielten Meditationen darauf aus, frühere Traumata aufzulösen und Krisen oder Depressionen zu überwinden. Doch die Kombination beider Maßnahmen kann für eine wechselseitige Verstärkung und Ergänzung sorgen.

Körperliche Ursachen

Die Neigung zu Depressionen gilt teilweise als erblich, demnach wären Kinder von depressiven Eltern genetisch vorbelastet. Dieser Umstand bezieht sich normalerweise auf Stoffwechselstörungen, welche die Neurotransmitter betreffen, wobei unter anderem zu wenig Serotonin produziert wird.

Häufig wird die »genetische Vorbelastung« allerdings auch mit innerfamiliären negativen Denkstrukturen verwechselt, die ebenfalls über Generationen hinweg zu Depressivität, früher als »Schwermut« bezeichnet, führen können.

Folgende körperliche Umstände beziehungsweise Erkrankungen können eine Depression auslösen:

- chronische Schmerzen,
- Schilddrüsenfehlfunktionen,
- schwerwiegende Erkrankungen wie HIV, Krebs oder Parkinson,
- Folgen von Alkohol-, Drogen- oder Tablettenmissbrauch,
- Ungleichgewicht der Hormone (nach der Geburt eines Kindes oder in den Wechseljahren erkranken Frauen manchmal aufgrund von Hormondisbalancen an einer Depression),
- Hirnstoffwechselfaktoren.

Bei depressiven Menschen wird allgemein ein veränderter Neurotransmitterhaushalt diagnostiziert. Neurotransmitter sind Botenstoffe, die an der Weiterleitung von Nervenimpulsen beteiligt sind. Bei depressiven Menschen herrscht unter anderem ein Mangel an Noradrenalin und Serotonin. Deshalb setzt man in der Schulmedizin bei der Behandlung Medikamente ein, um die Konzentration dieser Stoffe im Gehirn wieder zu erhöhen.

Beim Thema Stoffwechselstörungen stellt sich allerdings immer die Frage: Was war zuerst da, die Henne oder das Ei? Der Serotoninmangel oder die negativen und trübsinnigen Gedanken?

Bevor allzu leichtfertig eine medikamentöse Behandlung verordnet wird, sollten Sie einmal Ihre Denk- und Gefühlsmuster anschauen. Sind Ihre Gedanken normalerweise freundlich, optimistisch und gutartig? Vermögen Sie auch bei Stress oder Hindernissen souverän und gelassen zu bleiben? Oder ärgern Sie sich viel zu leicht über alle möglichen Situationen oder Verhaltensweisen Ihrer Zeitgenossen?

Definitiv gibt es für den Hirnstoffwechsel und den Haushalt der Neurotransmitter nichts Destruktiveres als Ärger oder Hass. Solche Emotionen verändern sogar die Größe bestimmter Hirnareale (zum Beispiel der Amygdala [»Mandelkern«]) zu unserem Nachteil. Im Gegensatz dazu steigert Meditation die Größe und Aktivität anderer Hirnbereiche (etwa des präfrontalen Cortex) zugunsten eines glücklichen Lebensgefühls und der geistigen Leistungsfähigkeit. Ärger oder Hass sind auf der Ebene der Neurotransmitter und der Hirnstromwellenmuster die absoluten Gegenspieler von Lebensfreude und Gesundheit.

Falls man gewohnheitsmäßig zu Gedanken und Gefühlslagen neigt, die oft mit Ärger oder sogar Hass einhergehen, sollte man sich bewusst machen, dass das im Grunde bloß Angewohnheiten des Denkens sind ... Und bekanntlich kann man jede Angewohnheit ändern, wenn man das wirklich möchte. Denn mit unserem Geist formen wir ganz konkret die Größe und Aktivität der emotionalen Zentren unseres Gehirns. Und darüber gestalten wir unsere subjektive Welt. Dies sind mittlerweile gesicherte Erkenntnisse aus wissenschaftlichen Untersuchungen, über die hier noch berichtet wird.

Depressionsauslösende Denkmuster aus der Familienhistorie

Ob es nun gerade auf Sie zutreffen mag oder nicht, es schadet keineswegs, sie zu kennen – die typischsten depressionsauslösenden Denkmuster und Glaubenssätze. Manchmal sind es nämlich einfach nur solche eingefahrenen Denkmuster, die uns langfristig gravierend verletzen und korrumpieren. Deshalb werfen wir hier einen Blick auf derartige Denkgewohnheiten, die uns normalerweise viel zu vertraut sind, um sie jemals zu hinterfragen.

Relativ häufig fand ich in Einzelgesprächen mit den Klienten zusammen heraus, dass diese Denkmuster nicht nur die eigene Lebensfreude chronisch sabotieren und ständig schlechte Laune erzeugen, sondern das Desaster vervollständigen, indem sie das soziale Umfeld zerstören. Falsche Denkgewohnheiten sind oft der Schlüssel zum Lebens*miss*erfolg. Ebenso zu Minderwertigkeitsgefühlen und zu einer schlechten Grundstimmung.

Um sich das einmal konkreter vorstellen zu können, hier ein weiteres Fallbeispiel:

Am Ende meines Meditationsseminars meldete sich Sophia, eine attraktive fünfzigjährige Galeristin, zur Einzelberatung an. Sie kam wegen ihrer Depressionen und der innerfamiliären Spannungen, die sie völlig fertigmachten.

»Meine Mutter hasst mich«, war ihr erster Satz, als wir uns zusammensetzten, gefolgt von: »Und mein erwachsener Sohn hasst mich auch!«

Ihr Kummer darüber war nicht zu übersehen, und dieser Umstand machte ihr so sehr zu schaffen, dass sie immer wieder in depressive Stimmungen fiel und nicht mehr leben wollte.

»Dabei habe ich ihn sein Lebtag lang verwöhnt und in jeder Weise unterstützt«, klagte sie. Die familiären Streitigkeiten und Aversionen gaben ihr das Gefühl, mit ihrem Leben gescheitert zu sein. »Irgendwie habe ich als Mutter versagt«, kommentierte sie ihre Verzweiflung. »Außerdem bin ich außerhalb meiner Galerie ziemlich einsam. Ich leide eigentlich schon seit meiner Kindheit darunter, wenig beliebt zu sein.«

Wir sprachen ausführlich über ihre Situation, betrachteten ihre Familienkonstellation und fanden nach einigen Sitzungen heraus, dass die Mitglieder ihrer Herkunftsfamilie mütterlicherseits allesamt bestimmte markante Eigenschaften gemeinsam hatten.

Zunächst war bei allen ein positives und starkes Pflichtbewusstsein vorhanden. Manche opferten sich für die Familie regelrecht auf. All ihre Vorfahren waren sehr ehrliche, fleißige und bescheidene Menschen. Doch eine fatale Eigenschaft war ebenfalls allen gemeinsam: Sie kritisierten einander und schimpften massiv miteinander – als zentrales Prinzip des familiären Umgangstons. Es wurde ständig abgeurteilt, statt auch mal zu loben, wo es angemessen gewesen wäre. Diese Verhaltensweise war Sophia zufolge eigentlich sogar von guter Absicht erfüllt: »Damit der andere sich richtig verhält!« Und: »Da-

mit er aus seinen Fehlern lernt. Es besser macht. Einen besseren Charakter entwickelt, mehr Erfolg hat im Leben.«

Die Motivation war also im Grunde immer der Versuch einer Optimierung, nicht, jemanden absichtlich fertigzumachen.

Es war daher nicht einmal böse und destruktiv gemeint, aber es war ein Verhaltens- und Denkmuster, das sich fatalerweise über Generationen übertrug, und zwar immer wieder auf sehr negative und destruktive Art. Dieses Muster führte natürlich andauernd zu Streit, denn der Kritisierte wehrte sich sofort und beschimpfte nun seinerseits den anderen und revanchierte sich mit Schuldzuweisungen und Vorwürfen. In der Folge fühlte sich jeder gereizt und geringgeschätzt. Ungeliebt und – ganz fatal – wertlos.

Wir fanden heraus, dass ein »Nichtkommentieren« einer guten Leistung das höchste der Gefühle war, das die Familienmitglieder aufzubringen imstande waren. Auch Lebensfreude war prinzipiell suspekt. »Vögel, die morgens singen, fängt mittags die Katze!«, lautete einer der Familiensprüche, um gute Laune am Morgen zu relativieren. In der wahrscheinlich gut gemeinten Absicht, damit Leichtsinn und Übermut zu drosseln. Das Ergebnis war, dass jeder in der Familie unter Minderwertigkeitsgefühlen, Lebensangst und tiefer Entmutigung litt. Diesen Zustand pflegte man jedoch als »Bescheidenheit« zu bezeichnen.

Die Sitte, ständig zu mahnen, alles zu kritisieren, zu bemängeln und zu verurteilen, steckte auch in Sophia, was sie anfangs noch als gut und richtig verteidigte: »Schließlich muss ich objektiv urteilen, was soll ich mir eine rosarote Brille aufsetzen?«

Sophia litt übrigens selbst unter tiefen Minderwertigkeitsgefühlen. Ihr Sohn auch.

Sophia war, ebenso wie ihre Herkunftsfamilie, massiv auf Negativität und Kritik programmiert, inklusive Selbstkritik und Selbstzweifel. Ihren Sohn wollte sie durch ihre, wie sie es nannte, »konstruktive« Kritik immer nur »zu seinem Besten coachen«. Nun wagte er sich nach seinem Abitur aber nicht ins Leben, traute sich keine Ausbildung zu und verbrachte sein Leben lieber allein am PC, wo es seine Spezialität war, sich bei Facebook als Überflieger, »Checker«, Model und Genie zu präsentieren. Und seine täglichen Aggressionen gegen seine Mutter zu richten, die ihm wiederum ständig Vorwürfe machte, »damit er sich endlich mal aufrafft und studiert«.

Es offenbarte sich hier die Tragik einer Familienchronik, bei der jeder Einzelne seit Generationen unter einem negativen Selbstgefühl und dem disharmonischen Miteinander litt. Die stets unausweichliche Kritik führte natürlich niemals zu einer friedlichen Familiengeborgenheit, sondern immer nur zu Streit, gegenseitigen Vorwürfen und verletzenden Abwertungen.

Wir fanden dann heraus, dass Sophia ihre eigene Mutter ebenfalls hasste, weil diese immer nur mit ihr geschimpft hatte. Bereits in der Pubertät hatte sie sich nach vielen Streitereien von ihrer Mutter distanziert.

Vom Vater ihres Sohnes hatte sich Sophia wegen zu vieler Streitigkeiten getrennt. Sie zog erstmals in Erwägung, dass die Trennung möglicherweise auch auf das Konto ihrer »ererbten« permanenten Beanstandungen gegangen sein könnte.

Das gestörte Familienverhältnis basierte ganz offensichtlich, ebenso wie die bei allen auftretenden Minderwertigkeitsgefühle, auf der allgemeinen Kritiksucht.

Gemeinsam überlegten wir uns nun Strategien, dieser Familienkrankheit zur Heilung zu verhelfen. Ich schlug Sophia eine »Hausaufgabe« vor: Sie sollte einmal alle anerkennenswerten Lebensleistungen ihrer Vorfahren aufschreiben. Und zusätzlich die positiven Eigenschaften ihrer Verwandten.

Daraufhin diskutierten wir erst einmal die Definition von »Lebensleistung«. Musste man einen Professorentitel haben, ein weltberühmter Rennfahrer, Jahrhundertkünstler oder Oscar-Preisträger sein, Hochhäuser errichtet oder wie Mutter Teresa sein Leben der Fürsorge gewidmet haben? War es nicht ebenso achtenswert, verlässlich seine Kinder großgezogen, seine Familie ernährt, vielleicht sogar ein kleines Familienvermögen erwirtschaftet und weitervererbt zu haben? Bestand eine anerkennenswerte Lebensleistung nicht auch in einem beständigen und fleißigen Wirken dafür, dass alles gut funktionierte? Im Reparieren alltäglicher Dinge oder in sorgfältiger Haushaltsführung, was allen anderen ein schönes Umfeld, gute Mahlzeiten oder saubere Wäsche bescherte?

Wir beschlossen, dass neben außergewöhnlichen persönlichen Erfolgen durchaus auch alles, was dem Familienleben in einer konstruktiven Weise diente, als Lebensleistung galt. Ebenso das Erreichen eines Schulabschlusses, das Absolvieren einer Ausbildung oder eines Studiums. Als ähnlich wertvoll definierten wir musische Talente, Kochkünste und sportliche Fähigkeiten, besonders wenn diese auch anderen nützten, und sei es, weil man den eigenen Kindern das Schwimmen oder Fahrradfahren beibringen konnte.

In die darauffolgende Sitzung kam Sophia wie verwandelt und war beinah euphorisch. Sie hatte ganze elf DIN-A4-Seiten vollgetippt und drückte mir dieses Skript in die Hand. »Nichts als positive und achtbare Lebensleistungen und erstklassige Qualitäten meiner Vorfahren, inklusive meiner Mutter! Auch die Lebensleistungen und Qualitäten meines Sohnes habe ich darin festgehalten«, verkündete sie. Wir blätterten durch diese Lebensgeschichten und Persönlichkeitsbeschreibungen.

»Ich war genau das geworden, worunter ich in meiner Kindheit selbst immer so furchtbar gelitten hatte: eine Art gnadenloser Scharfrichter. Genau wie alle in meiner Familie. Furchtbar! Und jetzt sehe ich zum ersten Mal, wie viel jeder meiner Vorfahren geleistet hat, wie viele Qualitäten er besaß und wie viele Krisen, Kummer oder Kriegsleiden manch einer von ihnen tapfer überwunden hat. Und wie viel ich ihnen allen verdanke. Ich hätte nicht studieren können und würde auch mein Haus nicht besitzen, wenn meine Ahnen nicht so viel geleistet hätten. Auf ihre unspektakuläre und bescheidene Art. Ich bin ihnen so dankbar und fühle plötzlich so viel Liebe für jeden Einzelnen von ihnen. Wir alle haben Grund, stolz aufeinander zu sein. Leider leben sie bis auf meine Mutter und meine Geschwister nicht mehr. Aber am liebsten würde ich jetzt quer durch Raum und Zeit ein großes Fest mit ihnen allen zusammen feiern.« Sie sprudelte förmlich über vor neuen Erkenntnissen.

»Ich habe diesen Text gestern meinem Sohn zu lesen gegeben. Und wissen Sie, was? Heute Morgen hat er mich wortlos in den Arm genommen und gedrückt.« Ihr kamen Tränen der Rührung. »Nächstes Wochenende habe ich meine Mutter eingeladen und werde ihr den Text vorlesen«, fuhr sie fort. Ihr Vater lebte nicht mehr, aber ihre beiden Geschwister sollten diesen Text auch erhalten.

Sie beschrieb für sich ein tiefes Gefühl der Erleichterung, als sei bei ihr ein »seelischer Knoten« geplatzt. Außerdem wirkte sie jetzt sehr entschlossen: »*Ich werde nun allein daran weiterarbeiten und dafür sorgen, dass sich meine Gesinnung von Grund auf zum Positiven hin verändert.*«

Ich empfahl ihr, zur Unterstützung morgens regelmäßig die Selbstliebe-Meditation zu praktizieren, um diese positive Veränderung zu stabilisieren.

Ich traf Sophia nach einigen Wochen im nächsten Meditationskurs wieder. Sie erzählte von den guten Erfahrungen mit der liebevollen Familienchronik, die sie verfasst hatte. Die Verwandten hatten den Text positiv aufgenommen und sich sehr darüber gefreut. Das Verhältnis zu ihrer Mutter war entspannt und friedlich geworden, und ihr rebellischer Sohn war neuerdings umgänglich und »wie besänftigt«.

Sie habe erkannt, sagte Sophia, dass sie allerdings dauerhaft daran weiterarbeiten musste, um die lebenslange Gewohnheit der chronischen Kritik an allem und jedem gründlich zu transformieren. Die Selbstliebe-Meditation helfe ihr dabei sehr. Sie sei in ihrem Selbstwertgefühl viel entspannter geworden und müsse sich nicht mehr eine Stunde lang schminken und frisieren, bevor sie das Haus verlasse. Jeans, T-Shirt und Pferdeschwanz seien für sie okay, um sich in ihrem normalen Umfeld sehen zu lassen. »Viel cooler«, habe ihr Sohn das kommentiert.

»Seitdem ich innerlich an dem Selbstwertthema arbeite, fühle ich mich so leichtherzig und so fröhlich!«, war die Bilanz ihrer veränderten Sichtweise auf die Familie, auf sich selbst und allgemein auch auf andere Menschen. Sie schien darüber sogar einen harmonisierenden Einfluss auf ihre Verwandten auszuüben.

Dass Denkgewohnheiten die eigene Persönlichkeit und darüber auch die Lebensführung prägen, klingt einleuchtend und simpel. Und das ist es tatsächlich auch, nur ist es schwierig, solche Mechanismen überhaupt erst einmal *bei sich selbst* aufzuspüren und zu erkennen – denn sie sind einem *zu* vertraut.

Jede Familienchronik ist anders, jedes positive und negative Familienverhaltensmuster auch. Aber vielleicht hilft Ihnen dieses Beispiel, ebenfalls negative Familienmuster zu identifizieren und aufzulösen – überlieferte Verhaltens- oder Denkmuster, die Ihr Selbstbewusstsein oder Ihre Lebensfreude beeinträchtigen.

Wenn Sie mögen, nehmen Sie die Erfahrung von Sophia einfach als Anregung, einmal Ihre eigenen Denkgewohnheiten zu analysieren. Gerade in der Familiengeschichte bietet es sich nämlich an, genauer hinzuschauen und die Zusammenhänge zu betrachten. Wenn Sie mögen, können Sie sich dazu hier die Stichworte für einen kurzen Check anschauen:

- Gab es viel Lob und Anerkennung, einen unverwüstlichen Optimismus und freundlichen Umgang miteinander? Oder hatten manche vielleicht eine Vorliebe für die Opferrolle und Schuldzuweisungen? Einen Hang zur Kritik, zu Vorwürfen oder Überforderung?
- Haben Sie eher freundliches oder eher feindseliges Denken erlernt? Wie ging man in Ihrer Familie miteinander um?
- Was hat das für die Einzelnen bewirkt – wie hat sich Lob oder kritisches Verurteilen ausgewirkt? Wurde jemand aufgrund von Eifersucht und Neid glücklicher? Haben Schuldzuweisungen je eine Person besser gemacht? Wie

haben sich diese Muster auf das eigene Selbstwertgefühl ausgewirkt? Auf soziale Kontakte und Freundschaften?

Falls Sie Lust bekommen haben, das bei sich zu bearbeiten, dann notieren Sie in knappen Stichworten (oder bloß in Gedanken) vielleicht auch die Beobachtungen zu folgenden Aspekten:

- Wie denken Sie über sich selbst – wie ist Ihre Selbsteinschätzung?
- Wie ist das gedankliche Muster in Ihrer Familie – wohlwollend oder kritisch?
- Und wie ist Ihr Denken gegenüber anderen – eher wohlwollend oder eher kritisch?

Wenn dieser Check eher zu Ihrer Unzufriedenheit ausfällt, dann listen Sie als Transformationsmethode doch auch bei all Ihren Familienmitgliedern einmal ausschließlich deren positive Eigenschaften und deren positive Lebensleistungen auf. Das kann erstaunlich positive Auswirkungen auf Sie selbst haben. Jedenfalls riskieren Sie nichts, wenn Sie es ausprobieren … Denn schließlich können Sie ein solches Blatt jederzeit zerreißen!

Listen Sie dann auch Ihre eigenen positiven Eigenschaften und Ihre bisherige Lebensleistung auf. Bei manch einem mag sich hier bereits ein Knoten lösen.

Falls negative Denkgewohnheiten bei Ihnen, wie bei so vielen anderen auch, der Auslöser für ein schlechtes Selbstgefühl und eine wenig fröhliche Lebensstimmung sein sollten, legen Sie mit einer positiven Transformation den Grundstein für Lebensfreude und mehr soziale Harmonie. Eine freundliche Gesinnung steigert außerdem von allein das Selbstwertgefühl und den inneren Frieden.

Das soll keine Aufforderung zu kritikloser Naivität sein. Es ist aber die eine Sache, Menschen wohlwollend und freundlich anzunehmen. Und es ist die andere Sache, den kritischen Scharfsinn dort einzusetzen, wo es wirklich nötig und wichtig ist – zum Beispiel bei der Einschätzung politischer Inhalte, bei Umweltthemen oder im spirituellen Bereich, um die Spreu vom Weizen zu trennen. Und last, but not least bei der Auswahl von Menschen, denen man wirklich vertrauen kann.

Vorsicht: Psychogifte!

Andere weitverbreitete negative Denkmuster, die ebenfalls leicht in eine Depression münden können, sind Selbstmitleid, Verbitterung und Schuldzuweisungen. Wieso wirkt sich das so negativ aus? Weil Selbstmitleid, Verbitterung und Schuldzuweisungen in der eigenen Persönlichkeit zur »Selbstentmachtung« führen. Diese Einstellung suggeriert also Ohnmacht.

Indem man sich selbst bedauert, als Opfer definiert oder vermeintlich ohnmächtig mit dem Schicksal hadert, verliert man nicht nur den Glauben an die eigene Macht – man verliert die eigene Macht tatsächlich. Die Macht, sein Leben konstruktiv und selbstbestimmt zu gestalten.

Durch Selbstmitleid entstehen selbst erzeugte Ohnmachtsgefühle, die jegliche Motivation hemmen und Depressionen auslösen können. Der Schlüssel zur Resilienz und zur aktiven und positiven

Lebensgestaltung entspringt nämlich stattdessen dem Bewusstsein der eigenen Macht und der eigenen Selbstverantwortung.

Auch hier können erlernte emotionale Gewohnheitsmuster aus der Herkunftsfamilie vorliegen. Wenn die Vorfahren dazu neigten, mit Gott und der Welt zu hadern, sich selbst zu bemitleiden und in die Opferrolle zu schlüpfen, kann das prägend und sehr lähmend wirken.

Eine gesunde innere Neuprogrammierung kann man hier selbst herbeiführen. Das beginnt man am besten mit einer schriftlichen Selbstanalyse, bei der man negative innere Monologe entlarvt. Wobei man sich beispielsweise bewusst macht, dass man sich gern als Opfer sieht. Oder Selbstmitleid als Gefühl gern mag. Oder gern die Schuld anderen zuweist. Sind solche Denkstrukturen erst einmal entlarvt, wie zum Beispiel wehklagendes Hadern mit dem Schicksal, kann man diese verändern. Im Kapitel »Resilienz in sechs Schritten stärken« finden sich dazu hilfreiche Methoden.

Heißt das nun, man müsse tough sein um jeden Preis? Nein, das heißt es natürlich nicht! Wenn es einen Grund zur Traurigkeit gibt, kann man nicht von einer Depression sprechen, wenn man sich dem angemessen verhält. Dies ist zum Beispiel der Fall bei wirklichen Schicksalsschlägen oder großen Verlusten. Wir werden uns deshalb zunächst dem wichtigen Unterschied zwischen der angemessen ausgelebten Trauer angesichts eines Schicksalsschlags und dem destruktiven Selbstmitleid widmen.

Diagnostik: Ist es Trauerphase, Selbstmitleid oder Depression?

Woher weiß ich überhaupt, ob bei mir eine echte Depression vorliegt? Heutzutage wird ziemlich leichtfertig mit dem Etikett »Depression« umgegangen. Jeder, der mal schlecht drauf ist, übermüdet, genervt, gestresst oder traurig, wird schnell als »depressiv« bezeichnet. Dabei schwingt nicht selten ein geringschätziger Unterton mit. Das zeigt, wie gnadenlos und ignorant unsere werbespot- und castinggetunte Leistungsgesellschaft in breiten Teilen der Bevölkerung mit Abweichungen, Traurigkeit oder Schwäche umgeht.

Doch nicht jede Verstimmung und auch nicht jede Traurigkeit, nicht einmal eine längere Trauerphase ist gleich eine Depression! Wir alle sind hin und wieder mehr oder weniger schwierigen Konstellationen ausgesetzt, haben Probleme, geraten in Krisen oder erfahren Schicksalsschläge. Und die müssen wir nicht mit einem chronischen Zahnpastalächeln überspielen. Und auch nicht mittels Alkohol oder Antidepressiva verdrängen!

Um psychisch gesund zu bleiben, sollten wir stattdessen rücksichtsvoll, liebevoll und achtsam mit uns selbst umgehen, ganz besonders in schmerzhaften Krisenzeiten. Wenn mir also etwas geschieht, was mir schwer zusetzt oder eine tiefe Traurigkeit auslöst, dann gehört es zu meiner Selbstliebe und Selbstachtung, dieser Niedergeschlagenheit oder Traurigkeit erst einmal Raum zu geben. Hinzuschauen. Mich damit anzunehmen. Ich darf auch mal schwach sein. Ich darf trauern. Ich darf niedergeschlagen sein.

Weil ich rücksichtsvoll mit mir umgehe, gestehe ich mir dafür Heilungsbedarf zu. Es würde schließlich auch niemand zu einer kreißenden Frau sagen: »Was, Sie haben Schmerzen? Stellen Sie sich mal nicht so an.« Selbstverständlich wird man einer Gebärenden alle Hilfen zukommen lassen, die ihren Schmerz abmildern können, so natürlich dieser Schmerz auch sein mag. Ähnlich ist es mit seelischem Schmerz. Dieser ist je nach Situation absolut natürlich. Und dann besteht Heilungsbedarf. Mit den jeweils angemessenen Hilfen.

Falls es Ihnen also psychisch zurzeit nicht gutgehen sollte, ist es für Sie jetzt ganz wichtig, zu überlegen, wie begründet und unvermeidlich Ihre Niedergeschlagenheit ist.

Bei Trennungen, Schicksalsschlägen oder dem Verlust eines geliebten Menschen oder auch eines Tiers gehört eine Trauerphase dazu. Verdrängt man diese jedoch, wird sich das auf längere Sicht negativ auf die eigene Verfassung auswirken, zum Beispiel in Form von undefinierbarem Energiemangel oder einem diffusen Verlust an Lebensfreude.

Stellen Sie sich also mit aller Selbstliebe und Selbstachtung und Selbstachtsamkeit einer schmerzhaften Gefühlssituation. Trauern Sie, weinen Sie, suchen Sie Unterstützung und Hilfe – und achten Sie auf eine gesunde, tiefe Heilung für Ihre Seele.

Wenn es Grund zur Traurigkeit oder Niedergeschlagenheit gibt, wird diese am besten gründlich ausgelebt. Aber die Traurigkeit sollte weder forciert noch künstlich in die Länge gezogen werden. In dem Moment, in dem man sich gern und lustvoll im Kummer und Schmerz zu »suhlen« scheint, das Gefühl von Tragik und von melancholischem Weltschmerz kultiviert oder die Rolle des bedauernswerten Opfers einnimmt, ist eine feine Grenze überschritten!

Und zwar die Grenze zum destruktiven und Leben zersetzenden Selbstmitleid. Geben Sie darauf bitte gut acht – an dem Punkt wird Traurigkeit zum negativen Selbstläufer.

Sollten Sie das bei sich identifizieren, bremsen Sie es besser sofort aus, denn es untergräbt Sie in Ihrer Lebenskraft und Ihrem Selbstbewusstsein, es mündet unweigerlich in eine depressive Lähmung.

Doch wie erkenne ich, dass es sich weder um eine normale Niedergeschlagenheit noch um eine Anwandlung von Selbstmitleid, sondern um eine bleierne Depression handelt, die ich nicht so ohne Weiteres in den Griff bekomme?

Depression hat einige markante Symptome. Sie beginnt oft mit Rückenschmerzen oder Schlafproblemen und geht mit einem Verlust an Hoffnung und Lebensfreude einher. Es ist ein Gefühl der Kraft- und Wertlosigkeit vorhanden, mit dem wiederholt auftauchenden Wunsch, nicht mehr zu existieren.

Wenn man keine Lebensfreude mehr verspürt, sich selbst als Last empfindet und oft an Suizid denkt, ist die Diagnose Depression naheliegend. Doch eine Depression zeigt sich anfangs meist nur subtil. Es machen sich eine diffuse Energielosigkeit und Lustlosigkeit bemerkbar, und vielleicht treten auch zunehmende Schlafstörungen auf. Gerade Letztere sind oft ein typisches Anzeichen für die Depression. Manch einer schläft vielleicht erst nach Stunden ein oder wacht zwischendurch für längere Zeit auf, oder er erwacht morgens viel zu früh. Manche Betroffene essen weit über ihren Appetit hinaus und nehmen an Gewicht zu, andere sind appetitlos und nehmen ab. Wieder andere leiden unter starken Rücken- oder Kopfschmerzen.

Falls solche Symptome (siehe die »Checkliste für Symptome einer Depression«) auch auf Sie zutreffen und Sie außerdem oft Gedanken eigener Wertlosigkeit hegen und sich wenig Positives von der Zukunft versprechen, sollten Sie genauer hinschauen und professionelle Hilfe in Anspruch nehmen.

Checkliste für Symptome einer Depression
Wenn *mehr als drei der folgend aufgeführten Symptome länger als zwei Monate* für Sie zutreffend sind, empfiehlt es sich, eine gründliche Diagnose stellen zu lassen, auf die gegebenenfalls eine Behandlung folgt:

- Verlust von Interesse, Motivation und Freude,
- häufig depressive Stimmungen,
- negative Gedanken über sich selbst,
- negative oder pessimistische Sicht auf die Situation und die Zukunft,
- Gedanken an den Freitod,
- Schlafstörungen,
- Antriebslosigkeit,
- wenig Energie und rasche Erschöpfung,
- verminderte Aufmerksamkeit und Konzentrationsfähigkeit,
- vermindertes Selbstwertgefühl, Gefühl von Wertlosigkeit,
- Verlust von Selbstbewusstsein, Gehemmtsein,
- wenig Interesse an Sexualität,
- Appetitverlust oder übermäßige Esslust.

Gehen Sie dann als Erstes zum Arzt, denn nur eine medizinische Diagnose kann am Anfang klären, ob körperliche Ursachen vorliegen. Erste Anlaufstelle wäre also der Hausarzt und eventuell dann ein Neurologe.

Wenn die Behandlung körperlicher Erkrankungen ausscheidet und die Depression dabei so gravierend ist, dass Suizidgefahr besteht, sollten Sie zuerst eine Zeit lang eine medikamentöse Behandlung und eine Psychotherapie in Erwägung ziehen. Vergessen Sie dabei aber bitte nicht, dass Psychopharmaka drogenartige Medikamente sind. Die Nebenwirkungen sind langfristig gravierend, oft besteht auch Suchtgefahr. Ein solches Medikament sollte möglichst nur als »Erste-Hilfe-Maßnahme« eingesetzt werden.

Parallel zu einer solchen ärztlichen oder therapeutischen Behandlung wirken unsere Meditationen sehr fördernd und die Heilung unterstützend. Sie können diese ohne Weiteres mit allen anderen Maßnahmen kombinieren.

Der Nutzen der Schulmedizin liegt aber vor allem in der Diagnostik. Die echte Tiefenheilung einer psychisch bedingten Depression kann die Schulmedizin häufig nicht leisten. Denn die Behandlung läuft auf die Heilung der Seele hinaus, und das kann kein Medikament und keine Droge leisten.

Doch die Selbstheilungskraft Ihrer Seele kann Sie Stück für Stück aus dem Sumpf der Depression herausziehen, wenn Sie Ihrer Seelenkraft nur die Möglichkeit dazu geben.

Ein wirklich guter Psychotherapeut kann Sie selbstverständlich auf Ihrem Heilungsweg unterstützen. *Gehen* müssen Sie diesen Weg aber selbst, das kann Ihnen auch der qualifizierteste Therapeut nicht abnehmen. Der beste Therapeut für Sie sind letztlich immer Sie selbst!

Stoffwechsel und Botenstoffe
bei Depressionen

Neben unterschiedlichen Hirnstromwellen produziert das Gehirn auch permanent Botenstoffe, die unser Lebensgefühl, die Vitalität und die Stimmungen steuern. Bei Depressionen ist der gesunde Hirnstoffwechsel aus dem Lot geraten. Vor allem liegen dann die Botenstoffe Serotonin, Dopamin und Noradrenalin nicht mehr in der optimalen Konzentration vor, es besteht auch ein Mangel an Endorphinen.

Damit Informationen in unserem Gehirn zwischen den Nervenzellen übertragen werden können, sind diese Übermittlerstoffe, auch »Hormone« oder »Neurotransmitter« genannt, jedoch unverzichtbar. Solche Überträgermoleküle sind mit jeder Emotion, jedem Gefühl, allem Denken und jeder Erinnerung verbunden. Alles, was in unserem Gehirn, unserem Körper und unserer Psyche abläuft, hängt mit ihnen zusammen. Diese in winzigen Konzentrationen hergestellten unterschiedlichen Hormonmoleküle wirken sich sehr stark auf unser Befinden, unsere Stimmung und unsere Gesundheit aus.

Doch was bedingt sich hier gegenseitig und in welcher Reihenfolge? Entstehen zuerst bestimmte Neurotransmitter, die dann auf Stimmung, Gedanken und Emotionen wirken? Oder ist es die Qualität des Denkens und der Lebenseinstellung, die bestimmte Neurotransmitter entstehen lässt und andere blockiert?

Die Wissenschaft hat hier noch keine eindeutigen Antworten gefunden. Aus Erfahrungen kann man jedoch rückschließen, dass wir durch die Art des eigenen Denkens und der mentalen Aktivität einen sehr machtvollen Einfluss auf das Stoffwechselgeschehen im Gehirn haben.

Die Meditationsforschung leistet hier seit geraumer Zeit wichtige Pionierarbeit. Spannend ist vor allem: Die Neurowissenschaftler schauen uns beim Meditieren ins Gehirn! Sie untersuchen etwa seit der Jahrtausendwende Langzeitmeditierende in Magnetresonanztomografen (MRT) und beobachten die Aktivität bestimmter Gehirnareale vor, während und nach der Meditation. Zudem werden bei EEGs die Gehirnfrequenzen gemessen, die auf eine bestimmte geistige Befindlichkeit schließen lassen. Nicht zuletzt dokumentieren auch Blutprobenentnahmen vor und nach einer Meditation die Auswirkungen der mentalen Aktivität auf den Körper – auf die Blutwerte und das Immunsystem.

Einer der bekanntesten Neurowissenschaftler und dabei gleichzeitig buddhistischer Mönch und Langzeitmeditierender ist Matthieu Ricard, der auch an sich selbst zahlreiche Messungen und Untersuchungen vornehmen ließ.

Da sich gemäß all dieser Studien gerade die Meditation so positiv auf den Hirnstoffwechsel und auf die bioelektrischen Frequenzen des Gehirns auswirkt, bietet sich hier ein wissenschaftlich vielversprechender Heilungsansatz an, insbesondere auch für die Therapie von Depressionen.

Die Achtsamkeitspraxis ist eine gute Vorbeugung von Depressionen, aber bei akuten depressiven Stimmungen weniger geeignet. Bei akuten Depressionen sollte man *zuerst* eine Ebene tiefer – im Bereich des Unterbewusstseins – mithilfe von visuellen Meditationen ansetzen, um erfolgreiche Heilungswirkungen zu erzielen.

Für jene Leser, die sich besonders für den wissenschaftlichen Zusammenhang zwischen Gedanken, Emotionen und Meditation hinsichtlich des Hirnstoffwechsels interessieren, habe ich im Anhang dieses Buches einige wissenschaftliche Studien aufgeführt, die belegen, dass wir mit Meditation und bewusster mentaler Aktivität sehr wirkungsvolle Instrumente für unser Wohlbefinden und unser Lebensglück besitzen.

Die körpereigenen Glücksdrogen

Welche sind denn die Glückshormone, die uns freudig, motiviert und selbstbewusst machen? Ohne die vier wichtigsten Botenstoffe Dopamin, Noradrenalin, Serotonin und die Endorphine könnte unser Gehirn überhaupt keine Information verarbeiten und unsere körperlichen und geistigen Funktionen auch nicht steuern. Diese Botenstoffe sind zugleich die Dirigenten unserer Gefühle und Zustände – ob wir glücklich oder depressiv, souverän oder überreizt, ängstlich oder gelassen, leistungsfähig oder lethargisch sind, ist von ihnen abhängig.

Ein hoher Gehalt der hier erwähnten Neurotransmitter geht mit dem Zustand heiterer Zufriedenheit oder hochmotivierter Zielstrebigkeit, tiefem Glücksgefühl oder Euphorie einher. Im Körper zirkuliert dann sozusagen eine Glückversion dieses »Botenstoff-Cocktails«. Im Umkehrfall kann sich ein Mangel dieser Botenstoffe dramatisch auswirken.

Hier die Stoffe, die uns ein glückliches und erfolgreiches Leben ermöglichen:

Glücksdroge Nummer eins: Serotonin

Dieses Hormon ist ein wundervoller Glücks- und Heiterkeits-
botenstoff! Es wird aus der Aminosäure *L-Tryptophan* unter Mitwirkung von *Vitamin B_6* gebildet. Dieser Neurotransmitter wirkt stark
stimmungsaufhellend, entspannend, schlaffördernd, antidepressiv,
schmerzhemmend und motivationsfördernd.

Ganz wichtig – das Hormon Serotonin wirkt ausgeprägt antidepressiv und regelt zusammen mit Melatonin die Schlafregeneration.
Aus Serotonin entsteht unter anderem der schlaffördernde Botenstoff
Melatonin, sodass Serotoninmangel auch zu Melatoninmangel und
damit zu Schlafstörungen führt.

Es ist also der Serotoningehalt, der mit verantwortlich dafür ist,
ob wir das sprichwörtliche Glas Wasser als »halb voll« oder »halb leer«
wahrnehmen. Serotonin ermöglicht uns ein Grundgefühl von Gelassenheit, Ausgeglichenheit, innerer Ruhe und Zufriedenheit. Wie
kein anderer Botenstoff löst es Angstzustände auf und besitzt die Fähigkeit, den Abbau der Stresshormone herbeizuführen. Zudem beeinflusst das Hormon auch die gesamte Gedächtnisleistung.

Serotonin wirkt überhaupt sämtlichen negativen Gefühlszustän-
den wie Aggressivität, unstillbarem Appetit, Angstgefühlen, Kummer
und Sorgen, Niedergeschlagenheit und Depressionen entgegen. Deshalb wurde es von Neurobiologen als »Feel-good-Botenstoff« bezeichnet, weil wir dank seiner Wirkung ruhig und gelassen am Welt-
geschehen teilhaben und auch friedlich schlafen können.

Stressforscher und Neurobiologen wie zum Beispiel der Göttinger
Professor Gerald Hüther konnten nachweisen, dass nicht nur unser
Wohlbefinden mit dem Serotoninspiegel steigt; wir werden dann au-

ßerdem von unseren Artgenossen unbewusst als verlässliche und souveräne Führungspersönlichkeit wahrgenommen. Serotonin macht demnach also glücklich und sozial erfolgreich zugleich.

Ein Mangel an Serotonin wirkt sich entsprechend negativ aus und kann zu extremen Neurosen führen. Ein solcher Mangel geht mit psychischen Störungen einher wie beispielsweise neurotischer Schüchternheit bis hin zur Sozialphobie. Serotoninmangel führt zu sämtlichen Angststörungen, verursacht Migräne, Depression, manchmal zwanghafte Wiederholungsstörungen, starke Aggressivität und Suizidgedanken bis hin zu konkreten Selbstmordversuchen.

Liegt ein Serotoninmangel vor, wie es bei Depressionen der Fall ist, gelingt der Stressabbau nicht mehr und der Depressive lebt im Dauerstress. Er schläft schlecht und daher fehlt die Regeneration. Oft antwortet er auf kleinste Herausforderungen mit Gereiztheit und einer überschießenden Stressreaktion.

Wie aber können wir den Serotoningehalt erhöhen? Das ist gerade für Depressive die zentrale Schlüsselfrage. Hier die wichtigsten Faktoren, um den Serotoninspiegel anzuheben:

- *Meditation:* Neurowissenschaftler haben nachgewiesen, dass Meditation neben anderen sehr positiven »Nebenwirkungen« die Serotoninproduktion intensiv ankurbelt.
- *Faktor Licht:* Scheint die Sonne, fühlen wir uns wohl. Bewegen wir uns tagsüber im Freien, wirkt sich das umso intensiver aus. Sonnenschein fährt die Serotoninproduktion hoch.
- *Ausdauersportarten* wie Radfahren, Joggen, Schwimmen oder Bergsteigen intensivieren die Produktion.

- *Positives, liebevolles und freundliches Denken* fördert unmittelbar die Serotoninproduktion.
- *Bestimmte Nahrungsmittel* können die Serotoninproduktion erhöhen. Besonders Süßigkeiten erhöhen den Serotoningehalt kurzfristig. Schokolade und Zucker in jeder Form kurbeln die Produktion von L-Tryptophan an, aus dem dann das Serotonin gebildet wird. Dazu mehr im Kapitel »Kann man Serotonin essen?«
- *Ausreichend Schlaf* stabilisiert den Serotoninspiegel.
- *Johanniskraut* fördert die Serotoninproduktion.

Wunderstoff Dopamin

Der sehr wohltuende Botenstoff Dopamin *ist wichtig für die vitale Aktivität und das allgemeine Wohlbefinden.* Er wird aus der Aminosäure *Tyrosin* unter Mitwirkung von *Vitamin C, B$_6$* und *Folat* gebildet.

Konkret ist Dopamin essenziell für Koordination, Motorik, Konzentration, Antrieb, Motivation und kognitive Leistungsbereitschaft. Dopamin gilt auch als *der* Botenstoff des Vergnügens und der Lust. Vor allem in Verbindung mit Noradrenalin löst Dopamin in uns freudige Erwartungen aus, motiviert uns durch die Aussicht auf Vergnügen und Belohnung und lässt uns die »Ärmel hochkrempeln und anpacken«. Dieser Botenstoff fokussiert die Aufmerksamkeit und erzeugt unser Interesse.

Dopamin ist also der entscheidende Botenstoff für jede Art von Belohnungsgefühlen. Genau genommen ist Dopamin sozusagen der Stoff, aus dem Motivation *besteht.* Durch seine motivierende Wirkung steht Dopamin in engem Zusammenhang mit Lernen, Lernfähigkeit, Konzentrationsfähigkeit, Aufmerksamkeit und Zielorientierung. Es ist der Stoff, aus dem Neugier, Interesse, Vergnügen, Antrieb, Vorfreude, Zielorientierung, Lust, Begeisterung und Glücksgefühle bestehen. Dopamin ist auch für Bereitstellung und Wirkung des Wohlfühlhormons *Serotonin* mitverantwortlich.

Ohne Dopamin funktioniert der gesamte Transfer in den Synapsen nicht mehr, und unser Gehirn ähnelt einer leeren Batterie. Ohne Dopamin machen wir nichts, sondern sind antriebslos und ohne Energie. Dieser Mangel an Impulsweiterleitung führt zu allgemeiner Freud-, Antriebs-, Lust- und Interesselosigkeit. Bei passiven, depressiven Menschen liegt oft ein zu niedriger Dopaminspiegel im Gehirn vor. Das geht mit schlechter Stimmung, Tagesmüdigkeit, Bewegungsstörungen, Passivität und Lustlosigkeit einher. Erhöhen lässt sich der Dopaminspiegel durch angemessene sportliche Betätigung, gesunde Ernährung und ausreichend Schlaf.

Geliebte Endorphine

Endorphine lieben wir sehr. Denn bei ihnen handelt es sich biologisch gesehen um unsere Schmerzkiller, die bei Bedarf als unsere körpereigenen *Opiate* beziehungsweise *Morphine* freigesetzt werden. Sie wirken dann nicht nur schmerzstillend, sondern sie sorgen außerdem für gute bis euphorische Stimmung – damit wir in Notsituationen und bei Verletzungen handlungsfähig bleiben.

Ausdauersport erhöht zum Beispiel die Endorphinausschüttung. Amüsanterweise erzeugen auch scharf gewürzte Speisen wie ein

Currygericht eine erhöhte Endorphinproduktion! Die Ursache dafür ist der superscharfe Inhaltsstoff Capsaicin, der durch seine Schärfe einen leichten Schmerzreiz auf der Zunge auslöst. Das Gehirn hält diese Schärfe zunächst für einen »Verbrennungsschmerz«, daher schüttet es vorsichtshalber eine Portion schmerzlindernde Endorphine aus, die eine leichte Euphorie bewirken können. Das Phänomen wird auch »Pepper-High-Effekt« genannt. Andere scharfe Gewürze wie Ingwer, Senf und Meerrettich haben bei höherer Dosierung eine vergleichbare Wirkung.

Kuschelhormon Oxytocin

Oxytocin ist das Wohlfühl-, Kuschel- und Bindungshormon. Es erzeugt Zusammengehörigkeitsgefühle, Offenheit, Nähe und Kooperationsbereitschaft. Durch Zärtlichkeit, Kuscheln und Vertrautheit wird dieses Bindungshormon erzeugt. Mit Oxytocin fühlen wir uns geborgen, geliebt und friedvoll.

Neurowissenschaftler erklären die Wirkung von Meditation

Meditation harmonisiert generell die Botenstoffe und den Hirnstoffwechsel, vor allem fördert sie die Serotoninproduktion, sogar schon bei wenig Praxis. Und gerade bei Themen der Selbstheilung kann Meditation kleinere und sogar größere Wunder vollbringen. Wie gesagt beschäftigt sich die wissenschaftliche Forschung in zunehmendem Maße mit den Auswirkungen von Meditation auf die Psyche und das Allgemeinbefinden.

Ergebnis: Regelmäßige Meditationen hinterlassen bleibende Spuren im menschlichen Gehirn.

Gerade die Hirnareale (insbesondere die Amygdala), die mit Angst, psychischen Störungen oder fehlender Konzentrationsfähigkeit zu tun haben, sind bei Langzeitmeditierenden kleiner und weniger aktiv.[1]

Bei regelmäßig meditierenden Personen sind die Gehirnareale insgesamt stärker miteinander vernetzt. Das erhöht im Alltagsleben die Achtsamkeit, die mentale Klarheit und auch die Konzentrationsfähigkeit. So das Resümee US-amerikanischer Forscher im Fachmagazin *Proceedings of the National Academy of Sciences.*[1]

Judson A. Brewer von der Yale University hat in aktuellen Forschungen dazu festgestellt, dass regelmäßiges Meditieren die Gesundheit rundum stärkt: Es helfe gegen Schmerzen, Depressionen und Angststörungen, unterstütze Raucher und andere Süchtige beim Entzug und könne sogar Krankheiten wie der Gürtelrose vorbeugen, sagt der Forscher.[2]

Die Messungen zeigten, dass sich die Hirnaktivität im Zustand der Meditation deutlich verändere. Wer sich in sein Innerstes versenke, gerate in eine Art Zwischenwelt – in den Zustand zwischen Wachen und Schlafen.

Durch Meditation gelingt es, in den entspannteren Zustand von Alpha-Wellen zu gelangen. Der Effekt: eine Phase höchster Konzentration und ein Gefühl von starker Energie. In dieser Verfassung werden vom Gehirn beruhigende Botenstoffe produziert, die Stress entgegenwirken. Wer jahrelange Meditationserfahrung gesammelt hat, schafft vielleicht sogar die »Königsklasse« und erreicht den sogenannten Theta-Zustand: eine noch geringere Schwingungsfrequenz, die auch im Traumschlaf und in Trance auftritt.

Normalsterbliche können schon nach wenigen Wochen Meditationstraining die ersten positiven Auswirkungen genießen: Der Blutdruck und die Pulsfrequenz sinken deutlich, die Atmung verlangsamt sich und wird tiefer, im gesamten Organismus verbessert sich die Sauerstoffzufuhr.

Auch Aggressionen verschwinden zusehends, sobald Jähzornige öfters meditieren oder Yoga praktizieren. Bereits mehr als 300 Kliniken arbeiten in den USA mit dem Programm der sogenannten *Mindfulness Based Stress Reduction* (MBSR) nach Jon Kabat-Zinn – also der Bewältigung von Stress durch die Praxis der Achtsamkeit, einem Achtsamkeitstraining, das auch in Deutschland Verbreitung findet und von einigen Krankenkassen unterstützt wird.

Aus eigener langjähriger Erfahrung weiß ich, wie man aus dem tiefsten Inneren heraus »erblüht« und wie glücklich man sich fühlt, wenn man in der Meditation zum Selbst findet. Dieses jedem Menschen innewohnende Selbst ist die Quelle von Intelligenz, Glück und Frieden.

Suizidversuch überlebt – Fallbeispiel Roland, Geschichte einer Heilung

Für den Fall, dass bei Ihnen derzeit kein »Glückscocktail« aus positiven Botenstoffen in Ihrem Körper zirkuliert und Sie sich stattdessen in eher deprimierter Stimmung befinden, vielleicht sogar ohne Hoffnung auf eine Wendung zum Besseren, möchte ich Sie im Folgenden durch den Erfahrungsbericht eines depressiven Klienten ermutigen, der einen Suizidversuch hinter sich hatte. Was viele Menschen ganz ähnlich wie in diesem Fallbeispiel an Transformation und Heilung erleben, steht Ihnen definitiv ganz genauso zur Verfügung.

Selbst im besonders schwierigen und zunächst fast aussichtslos scheinenden Fall von Roland, dessen Geschichte Sie hier finden, haben die therapeutischen Meditationen seine psychische Verfassung so positiv verändert, dass er wieder eine Perspektive entwickelte. Durch die Meditationen in Verbindung mit neuen Aktivitäten in der Außenwelt wurde Roland dauerhaft von seiner Depression und seiner Suizidtendenz befreit.

Roland offenbarte eine besonders problematische Leidensgeschichte und erlaubte mir später, diesen recht dramatischen Verlauf unter geändertem Namen zu veröffentlichen.

Es begann mit einer E-Mail von Roland, in der er auf meine Seminare zu »Depressionsheilung durch Meditation« Bezug nahm. Er schrieb, er sei psychisch und finanziell total am Ende, wisse nicht mehr weiter, und fragte, ob er einzelne Meditationssitzungen bekommen könne. Seine Schwester würde ihm die Sitzungen finanzieren.

Beim ersten Termin erzählte er mir ausführlich die Chronik seines »Schicksalsdesasters«. Die Abwärtsspirale, die er erlebt hatte, klang tatsächlich erschütternd.

»Dass ich überhaupt noch lebe, verdanke ich den Schlafstörungen einer Nachbarin«, begann er seine Schilderung. »Vor einem halben Jahr habe ich versucht, mich mit den Abgasen meines Autos ins Jenseits zu befördern. Aber nachts um drei hörte die alte Dame von ne-

benan das konstante Geräusch des laufenden Motors. Sie konnte sich nicht erklären, weshalb mitten in der Nacht die ganze Zeit in meiner Garage der Motor lief. Irgendwann stand sie wohl genervt auf und klingelte bei mir. Als niemand öffnete, versuchte sie, die Garage zu öffnen, was ihr mit einiger Anstrengung auch gelang. Sie fand mich bewusstlos auf dem Fahrersitz. Mein Wagen war voll von den Abgasen, die ich mit einem Schlauch durch den Fensterspalt in den Innenraum geleitet hatte. Sie öffnete die Fahrertür und alarmierte den Notdienst.

Auf der Intensivstation des Klinikums kam ich wieder zu mir. Seitdem bin ich in psychiatrischer Betreuung, die mich bisher aber auch nicht sonderlich weiterbringt.«

Nach diesen einführenden Worten war ich entsprechend alarmiert. Ich ermunterte ihn zu schildern, wie es so weit hatte kommen können.

»Ich bin ein absoluter Trottel und habe mein Leben vollkommen ruiniert«, fuhr er mit bitterem Gesichtsausdruck fort.

Um seine Lebensgeschichte zusammenzufassen: Roland hatte früher sehr erfolgreich als Programmierer gearbeitet. Fast zwanzig Jahre lang entwickelte er als Angestellter die Programmierungen für industrielle Fertigungsprozesse. Er finanzierte damit seine schöne Eigentumswohnung mit Blick über die belgischen Wälder am Stadtrand von Aachen.

Nachdem seine erste Ehe gescheitert war, hatte er sich in eine Frau verliebt, die im kleinen elterlichen Betrieb mitarbeitete. Unglücklicherweise befand sich diese Firma in einer ländlichen Gegend in Norddeutschland. An diesem Punkt nahm Rolands Desaster seinen Anfang – er kündigte und zog zu seiner Lebensgefährtin in eine abgelegene Kleinstadt. Die beiden heirateten und Roland suchte – vorläufig noch optimistisch – nach einer neuen Position als Programmierer. Einstweilen jobbte er in einem Callcenter. Nachdem diese Stelle gestrichen worden war, arbeitete er im Lager eines Getränkevertriebs. Unterdessen trafen nur Ablehnungen auf seine Bewerbungen als Programmierer ein. Auch wenn es nirgendwo schwarz auf weiß zu lesen stand, dämmerte ihm, dass er sämtlichen Unternehmen mit Ende vierzig einfach zu alt war. Irgendwann hatte er auch keinen Hilfsjob mehr und musste Arbeitslosengeld beantragen.

Die Abzahlung seiner Aachener Eigentumswohnung war nun trotz deren Vermietung nicht mehr möglich und er verkaufte sie weit unter Wert. Schließlich beantragte er Sozialhilfe.

Mittlerweile war er über fünfzig und verlor jegliche Hoffnung auf eine Einstellung in seiner eigentlichen Qualifikation. Diese Entmutigung, die Perspektivlosigkeit und die finanzielle Knappheit trugen wohl maßgeblich zum Scheitern dieser Ehe bei. Nach einem weiteren Jahr ehelicher Streitigkeiten kehrte Roland zurück in einen Randbezirk Aachens, wo er eine kleine Wohnung finanziert bekam.

»Wissen Sie, was die schlimmste aller Enttäuschungen war?«, fragte er mich. »Es war die Tatsache, dass ich jetzt keinen einzigen Freund mehr hatte und dass alle, die mich kannten, zunehmend auf Abstand gingen.« Die einzigen beiden Menschen, die ihm noch blieben, waren seine Schwester und seine Mutter, die aber beide vierhundert Kilometer entfernt wohnten. Immerhin unterstützte ihn seine Schwester finanziell in dem Rahmen, der ihr möglich war.

In seiner Abgeschiedenheit fiel Roland zunehmend in ein depressives Tief, er schwankte zwischen Verzweiflung und Selbstmitleid über sein Schicksal. Seinen Frust kompensierte er damit, den Tag abwechselnd vor dem Fernseher oder im Internet zu verbringen. Online spielte er entweder »Second Life« oder chattete in einer Singlebörse, was aber auch zu keinem Kontakt führte. Er rauchte und aß den ganzen Tag und hatte in einem weiteren Jahr 25 Kilo zugenommen. Das führte zu gesundheitlichen Problemen, unter anderem wurde Diabetes diagnostiziert.

Aus den besseren Tagen hatte er immer noch sein Auto, das aber mittlerweile fast schrottreif war und den nächsten TÜV-Termin nicht überstehen würde.

»Was soll ich hier noch?«, fragte sich Roland. Und versuchte schließlich, seinem Leben ein Ende zu setzen. Nachdem die Nachbarin ihn gefunden hatte, nahm er an einer Reha-Gruppe und einer Gruppentherapie teil, unterzog sich psychiatrischen Sitzungen und schluckte Antidepressiva.

»Das bringt doch alles nichts«, sagte er resigniert. »Mein Leben ist sinnlos. Ich bin ein vollkommen wertloser Mensch.«

Einem Menschen an diesem Punkt der tiefen und bitteren Resignation zu begegnen machte mir ziemlich zu schaffen. »Wir werden versuchen, Wege aus diesem Dilemma zu finden«, sagte ich ihm und hatte insgeheim sogar selbst einige Zweifel, ob das gelingen konnte. Ich empfahl ihm, auf jeden Fall weiterhin an den Gruppentherapie-Sitzungen und den psychiatrischen Behandlungen teilzunehmen und auch das Antidepressivum vorläufig weiter einzunehmen.

Ich erklärte ihm, dass wir intensiv zweigleisig arbeiten würden. Zum einen sollten die visuellen Meditationen sein Selbstwertgefühl und seine Selbstliebe aufbauen. Zum anderen würden wir dann auch gemeinsam versuchen, eine sinnvolle und konstruktive Beschäftigung für ihn zu finden. Für den Anfang vereinbarten wir ein Intensivprogramm von drei Sitzungen pro Woche.

Nach der ersten Marathonsitzung mit einem zweistündigen Gespräch führte ich ihn durch die Basismeditation zur Überwindung von Depressionen.

Er wirkte tief in sich versunken, als wir uns verabschiedeten.

In den nächsten drei Wochen kam er immer an drei Nachmittagen zur geführten Basismeditation. Er meinte, er könne diese Meditation vorläufig noch nicht allein praktizieren, da genau wie in seinen Albträumen sonst auch beim Meditieren immer sehr negative Bilder auftauchen würden.

Nach diesen drei Wochen wirkte er etwas aufgeschlossener. Wir begannen uns nun vor jeder Meditation mit seinen Denkmustern zu beschäftigen, die negativ, bitter und abwertend waren, etwa: »Ich falle nur dem Staat zur Last mit der Sozialhilfe und den anderen therapeutischen Behandlungen. Ich habe keinen Menschen, der mich mag oder kontaktet. Mein Leben ist sinnlos. Ich hasse mich. Ich hasse mein Leben. Ich hasse meine Exfrau. Aber ich bin selbst schuld. Ich habe alles vermasselt.«

Diese destruktiven Muster bildeten eine massive Blockade und benötigten einen »Reset«, damit er überhaupt jemals wieder aus dieser Bitterkeit auftauchen konnte.

Wir sprachen zunächst einmal über den ersten Aspekt, dass er nur dem Staat zur Last falle. Es war doch plausibel, dass der Staat, der über lange Zeit beachtliche Steuerzahlungen von ihm erhalten hatte, nun eine Gegenleistung bot, die ihm als zugehörigem Mitglied des Staates in seinem Notfall einfach zustehe. Es war ein einfacher Schritt, diese Sichtweise zu eröffnen. Er nickte.

Nun wurde es aber etwas zäher. »Ich habe keinen Menschen mehr, der mich mag oder kontaktet« war unser nächstes Arbeitsfeld.

Ich bat ihn, sich einmal vorzustellen, dass auch seine Mutter und seine Schwester nicht existierten. Deren Präsenz in seinem Leben war schließlich sehr positiv, sie erschien ihm jedoch allzu selbstverständlich. Es machte ihn aber nachdenklich, sich vorzustellen, dass die beiden nicht da seien.

Ich fragte ihn, was diese zwei Menschen ihm bedeuteten und was sie für ihn taten.

Zur nächsten Sitzung kam er mit neuen Empfindungen. Er sagte, er habe von seinem kümmerlichen Sozialhilfebetrag etwas abgeknapst und seiner Schwester einen Blumenstrauß geschickt. Sie habe sich wahnsinnig gefreut und ihn sofort angerufen und sich bedankt. Darüber habe er sich wiederum sehr gefreut. Er habe wahrgenommen, wie sehr seine Schwester ihn liebe und wie besorgt sie um ihn sei, genau wie seine betagte Mutter. Tatsächlich wäre es unglaublich tragisch, ohne diese beiden Menschen zu sein. Darüber nachzudenken habe ihm in tiefster Seele gutgetan. Er sagte, er würde erstmals das Gefühl der Dankbarkeit empfinden, und das sei so eine Wohltat, weil er sich dadurch nicht mehr so grausam verlassen und einsam fühle.

Die Sitzung endete wie bisher mit der geführten Basismeditation, und Roland wirkte danach beinahe gut gelaunt. Es folgten noch zwei weitere Wochen mit der Basismeditation.

Dann schien er so weit zu sein, dass wir einen Schritt weitergehen konnten. Um die Meditation »Am Fluss« mit ihren Wirkungen zu praktizieren, war es hilfreich, vorab über den emotionalen Ballast nachzudenken, den man in dieser Meditation aus dem Unterbewusstsein entlassen wollte. Die Art seines emotionalen Ballasts war Groll, Hass, Selbstmitleid und Bitterkeit. Der Auslöser schien Wut auf das Schicksal zu sein, aber vor allem auch wütende Schuldzuwei-

sungen an die Exfrau, der er sein Scheitern zuschrieb. Sie habe ihn im Stich gelassen und verraten, als es mit ihm bergab ging.

Die Dynamik, die sich zwischen den beiden zugetragen haben mochte, war nachvollziehbar. Doch diese Art von enttäuschten Erwartungen, beiderseitigen Frustrationen, Vorwurfshaltung und Entfremdung fand jeden Tag in Millionen Partnerschaften statt. Weil Menschen emotional eben nun mal so strukturiert sind.

Es nützt aber grundsätzlich nichts, in bitterbösem, hasserfülltem Trotz dem anderen gegenüber zu verharren, statt neue und positive Energie für sich selbst zu generieren. Jetzt ging es also um die Fähigkeit, vergeben und neu starten zu können.

Wir diskutierten lange über diese Zusammenhänge, denen gegenüber Roland sich aber empört verschloss. Er beharrte auf seiner hasserfüllten Schuldzuweisung.

Es gibt medizinische Studien, die einen Zusammenhang von konserviertem Hass und Herzinfarkt untersuchen. Ich selbst hatte einen Bekannten, der von seiner Frau verlassen worden war und seitdem in seinem tiefen Hass auf die Ex regelrecht schwelgte. Nichts und niemand, nicht einmal seine neue Partnerin, konnte ihn von diesem Hass abbringen. Man hätte fast meinen können, dass er seinen Hass liebte. Alle seine Bekannten waren wie auch ich sehr geschockt, dass dieser kräftige und sportliche Mann, der immer topfit war, im Alter von 48 Jahren plötzlich infolge eines Herzinfarkts verstarb. Seine Trennung lag zu dem Zeitpunkt etwa vier Jahre zurück.

Roland und ich sprachen über solche denkbaren Wechselwirkungen, und wenn ihm auch zunehmend bewusst wurde, dass sein Hass ihn seelisch sehr beeinträchtigte, konnte und wollte er ihn vorläufig nicht loslassen. Um weitere Fortschritte in seinem psychischen Befinden zu machen, schien eine Aufarbeitung dieses negativen Gefühls jedoch wichtig. Wir vereinbarten, dass er auf jeden Fall auch in seinen Therapiestunden an seinem Hassthema weiterarbeiten sollte.

Allerdings hatte unsere nächste Meditation »Am Fluss« genau dies zum Inhalt, nämlich negative Gefühle und emotionalen Ballast symbolisch loszulassen und aufzulösen. Als wir zum ersten Mal die Meditation »Am Fluss« machten, bei der solcher emotionaler Ballast bildhaft in Holzkisten gepackt und in den Fluss geworfen wird, berichtete Roland hinterher, er habe nicht seinen Hass, sondern in seiner Vorstellung die Leiche seiner Exfrau in diese Holzkiste verpackt und versenkt.

Es brauchte schon eine Portion Galgenhumor, um mit solchen Bildideen umzugehen. Doch nun standen wir gewissermaßen vor einer Granitwand, an der es erst mal nicht weiterzugehen schien.

Mein Kommentar zu seinem beharrlichen, »begründeten!« und vehement verteidigten Hass war, dass er das Recht habe, so viel zu hassen, wie er wolle. Das stimmte natürlich, und ich ergänzte, dass er ebenfalls das Recht habe, so unglücklich zu sein, wie er wolle.

Vermutlich weiß jeder, der schon einmal die befreiende Wirkung von echter Vergebung kennengelernt hat, wovon hier die Rede ist. Aber Vergebung und Loslassen sind sehr tiefe und anspruchsvolle Seelenprozesse, die sich nicht unbedingt willentlich erzeugen lassen.

In dieser Phase führten wir lange Gespräche über das Thema »Selbstverantwortung und Schuldzuweisung«. In vielen Stunden beleuchteten wir die »Schuld« oder »Nichtschuld« seiner Exfrau. Ihre Beweggründe. Die Möglichkeiten und Grenzen ihrer Verantwortung für den Verlauf seines Schicksals. Hatte sie gewollt, dass er sein Leben ruinierte? Natürlich nicht. Hatte sie es billigend in Kauf genommen?

Nicht einmal das. Genau wie er war sie damals davon ausgegangen, dass er einen neuen Job als Programmier in ihrer Kleinstadt finden würde. Die einzige »Schuld«, falls man diesen Begriff unbedingt verwenden möchte, lag allenfalls bei ihr genau wie bei ihm in einem gewissen unbekümmerten Optimismus. Hatte sie dafür Hass verdient? Natürlich nicht, das sah auch Roland eigentlich so. Aber hätte sie ihn nicht mehr unterstützen müssen? Vielleicht. Hätte er nicht geduldiger und freundlicher zu ihr sein sollen, auch als er schließlich arbeitslos war, statt ihr das vorzuwerfen? Vielleicht! Wer hatte die zerstörerische Negativität zu verantworten. Seine Exfrau? Oder er? Oder beide?

Diese Gespräche stimmten ihn nachdenklich. Mit der Zeit weichten sie seine hartnäckige Fixierung auf Hass und Schuldvorwürfe auf. Auch seine Opferrolle und sein Selbstmitleid erörterten wir ausgiebig. Bald stimmte er mir zu, dass die Opferrolle tatsächlich würdelos sei. Seiner nicht würdig.

Nach einer Weile versuchten wir es dann noch einmal mit der Meditation »Am Fluss«, mit der Vereinbarung, dass Roland nur während dieser halben Stunde auf Schuldzuweisungen gänzlich verzichtete. Und auf die Produktion weiterer Leichen, wie wir amüsiert beschlossen.

Er wollte versuchen, während der Meditation nur seinen Hass und seine Verbitterung bildhaft darzustellen und in besagte Holzkisten zu packen. Wir vereinbarten ebenso ausdrücklich, dass er nach der Meditation seinen Hass, die Bitterkeit und beliebige Schuldzuweisungen wieder aufgreifen dürfe, wenn er das wolle.

Unter dieser Prämisse verlief jene Meditation wie auch die weiteren Meditationstreffen unkompliziert für Roland, wie er sagte. Es wurde auch vorläufig nicht mehr über Hass gesprochen.

Etwa beim vierten Mal der geführten Meditation »Am Fluss« fing Roland plötzlich an zu weinen und das wurde immer stärker. Sein ganzer Körper wurde vom Schluchzen geschüttelt.

Dieses wilde Schluchzen hielt eine Weile an und seine Tränen flossen ungehemmt. Schließlich kam er wieder zur Ruhe und wirkte gelöst, weich und friedlich. Er verließ diese Sitzung tief entspannt und friedlich in sich gekehrt.

Beim nächsten Termin erzählte er, dass er die Fluss-Meditation nun jeden Abend allein gemacht habe. Er habe sich dabei erlaubt, immer wieder zu weinen. Über das Scheitern dieser großen Liebe, über das Desaster seines Schicksals, über sein Verletztsein und über das Gefühl von Verlassenheit und Wertlosigkeit.

All das habe er sich bisher niemals zu fühlen erlaubt, sondern verdrängt und ignoriert. Er fühle sich momentan zwar niedergeschlagen und traurig, aber zum ersten Mal seit der Trennung sei er nicht mehr von resignierter Todessehnsucht erfüllt. Seine Ex habe nie wirklich die Schuld an dem ganzen Desaster gehabt, aber es schien so einfach, ihr die Schuld zuzuweisen. Viel einfacher, als selbst Verantwortung zu übernehmen.

Der Tod sei für ihn jetzt keine erlösende Option mehr, sagte er. In dem Moment kamen tatsächlich mir die Tränen. Ich umarmte ihn und wir hatten beide feuchte Augen.

Nun konnte es wirklich weitergehen. Es ging endlich bergauf.

Wir sprachen erneut über Themen wie »Selbstverantwortung«, »Selbstliebe« und »Selbstachtung«. Diese Inhalte waren nun einmal nicht vereinbar mit »Opferrolle«, »Selbstmitleid« und »Schuldzuweisung«, obwohl das im ersten Moment kein Widerspruch zu sein schien. Fühlte man aber tiefer hinein, wurde der Widerspruch deut-

lich und offensichtlich. Die selbstmitleidige Opferrolle ging grund-
sätzlich mit dem Gefühl eigener Machtlosigkeit und Ohnmacht ein-
her. Also mit Stagnation, dem Gefühl eigener Schwäche, Wertlosigkeit
und schließlich Depression.

An diesem Punkt wollten wir jetzt »durchstarten« in eine neue
Lebensversion für Roland.

Er genoss die geführte Selbstliebe-Meditation und konnte kaum
genug davon bekommen. Ich druckte ihm die Anleitung dazu aus
und bat ihn, morgens und abends damit zu meditieren. Und sich
Zeit zu lassen bis zum nächsten Termin.

Bei der nächsten Sitzung erschien Roland gut gelaunt und wirkte
sichtlich gepflegt. Ich fragte ihn, ob er Lust hätte, mit neuen Aktivi-
täten zu beginnen. Er war ganz offensichtlich nicht mehr depressiv
und ließ sich mit großem Engagement auf die Überlegungen ein, was
er nun Neues in die Wege leiten könne. Ehrenamtliche Tätigkeiten
gab es viele, vom politischen Engagement oder einer Initiative im
Umweltschutz über Tierschutz oder Altenpflege bis hin zur Betreu-
ung problematischer Jugendlicher oder Obdachloser. Er nahm sich
vor, in einige Bereiche einmal hineinzuschnuppern und zu schauen,
ob er damit etwas anfangen konnte.

Die Sitzungen fanden nun in größeren Zeitabständen statt. Nach
sechs Wochen kam Roland zum nächsten Gespräch. Seine Verfassung
wirkte gut und er berichtete, es gebe Neuigkeiten. »Ich bringe mir
gerade durch Online-Lektionen das Mundharmonikaspielen bei«,
meinte er vergnügt. Noch substanzieller sei aber, dass er einer lokalen
politischen Gruppe beigetreten sei, um sich dort zu engagieren.

Außerdem sei er einmal in der Woche im Altersheim ehrenamtlich
tätig. Dort sei er binnen kürzester Zeit zum absoluten »Shootingstar«

avanciert, sagte er lachend. Und zwar, weil er großartiges Entertainment biete. Bei jedem Treffen dürften sich die Senioren ein Musikstück oder einen Lieblingssong wünschen, erzählte er. Das sei dann meist Musik aus ihrer Jugend, und diese Musik würde er auf seinen MP3-Player laden. Wenn er sie beim nächsten Treffen abspiele, seien die alten Herrschaften völlig aus dem Häuschen! Sie würden sich unglaublich freuen, klatschen, mitsingen und einige würden sogar tanzen. Der Nachmittag und Abend mit ihm sei für sie zum Highlight der Woche geworden, auf das sie sich tagelang freuten. Neulich habe er der ältesten Bewohnerin des Heims ein Lied von Johannes Heesters vorgespielt, das sie sich gewünscht hatte. Sie habe vor Freude geweint und war so glücklich, dass er es sogar dreimal hintereinander laufen ließ.

Roland erzählte von seinen Initiativen mit Begeisterung und Stolz. Er war nicht wiederzuerkennen. Aus dem kettenrauchenden mürrischen Depressiven, der sich nur noch nach dem Tod sehnte, war wieder ein lebensfroher und unternehmungslustiger Mann geworden.

Als wir uns verabschiedeten, dachte ich nur: »Weiter so, Roland«, und wünschte ihm alles Gute.

Nach einem halben Jahr traf ich ihn als Teilnehmer meines Meditations-Workshops wieder. Er kam freudestrahlend auf mich zu und stellte mir seine neue Lebensgefährtin vor, die als Altenpflegerin im gleichen Heim wie er arbeitete. Er selbst machte gerade eine Umschulung zum Altenpfleger mit, weil er sich in diesem Arbeitsfeld nützlich machen konnte und sich dort wohlfühlte.

»Übrigens habe ich einen riesigen bunten Blumenstrauß verschenkt; raten Sie mal, an wen?«, fragte er mich grinsend. Das war nicht so schwierig – den hatte natürlich die alte Dame verdient, die

damals den nächtens laufenden Automotor gehört und Roland durch
ihr Nachforschen das Leben gerettet hatte.

Diesen gesamten, Gott sei Dank so positiv verlaufenen Prozess lesen
Sie, liebe Leserin und lieber Leser, hier im Zeitraffer. Tatsächlich hatte
sich dieser Schicksalsverlauf von Roland über Jahre erstreckt. Von seiner Entscheidung, zu seiner damaligen Partnerin zu ziehen, über das
Desaster seines Scheiterns, den Absturz in die tiefe Depression und
schließlich den positiven Neustart waren über sechs Jahre vergangen.

Jedenfalls freute ich mich unglaublich über dieses Happy End für
Roland und wünschte dem frischgebackenen Liebespaar alles Gute.
Und was meinen Sie, wer einige Tage später auch einen Blumen-
strauß erhielt?

Fallbeispiel Alexandra, Depression
durch Meditation überwunden

Meditation besitzt die Kraft, in den Tiefen unserer Seele Blockaden,
Ängste oder auch Depressionen auflösen zu können. Und weiterzugehen im Leben. Getragen von einem tiefen heiteren Glücksgefühl,
das von den äußeren Umständen unabhängig ist.

Zur Behandlung einer Depression ist wie gesagt zuerst einmal
die visuelle Meditation zu empfehlen. Denn das Unterbewusstsein
spricht in Bildern, bei Träumen zum Beispiel. Und umgekehrt ist das
Unterbewusstsein durch Bilder auch am besten ansprechbar, vor allem wenn Probleme oder Blockaden bestehen. Indem wir nämlich
mit dem Unterbewusstsein in der Bildersprache kommunizieren, er-

wecken wir schlummernde Heilkräfte aus dessen Tiefe, die wir normalerweise kaum nutzen.

Der Psychiater C. G. Jung hatte dazu Ende des 19. Jahrhunderts faszinierende Entdeckungen gemacht. Er fand in seinen therapeutischen Behandlungen diese Bildersprache des Unterbewusstseins heraus. Er und Sigmund Freud fanden Bildsymbole, die bei allen Menschen auf der ganzen Welt verlässlich immer die gleichen Reaktionen auslösen.

Und weil Menschen aller Kulturen unterbewusst auf bestimmte Bildsymbole immer in etwa gleich reagieren, bezeichnete Jung diese Bildsymbole als »Archetypen«. Ein Beispiel dazu dürfte uns auf Anhieb ein»leuchten«: Eines der machtvollsten und positivsten Bildsymbole ist die Vorstellung von klarem, warmem Sonnenlicht. Im menschlichen Unterbewusstsein wird die Vorstellung des wärmenden goldenen Sonnenlichts immer positiv mit Heilung und Kraft beantwortet.

Auch ein reales Sonnenbad allein kann schon wohltuend auf Körper *und* Geist wirken, aber mysteriöserweise ist die Meditation über Sonnenlicht auf einer noch viel tieferen, psychischen Ebene für uns wirksam.

Der Mensch ist also tief in seiner Psyche wohl schon seit jeher auf bestimmte Bilder programmiert. Wenn man die Symbolik der Bilder kennt, lassen sich mit diesem Schlüssel in vielen Fällen auch Träume verstehen. Aber das Unterbewusstsein teilt nicht nur in der Bildersprache tiefenpsychologische Informationen oder Konflikte mit – diese Kommunikation funktioniert auch umgekehrt. Wir vermögen durch Visualisierung von bestimmten Bildern das Unterbewusstsein intensiv zu stimulieren und seine Kräfte zu wecken.

Geben wir dem Unterbewusstsein regelmäßig einen bestimmten bildhaften »Input«, wird es darauf unweigerlich mit bestimmten Energien und Zuständen antworten. Hierbei ist es so offen und beeinflussbar wie ein kleines Kind, im Prinzip gleichermaßen für zerstörerische wie für konstruktive Bildideen. Würde es jemand darauf anlegen, könnte er durch die Bilder negativer Archetypen sogar Depressionen erzeugen. Das wollen wir natürlich keinesfalls, wir machen uns selbstverständlich das Gegenteil dessen zunutze! Wir werden durch Bildmeditationen wunderbar wohltuende und heilende Prozesse in den Tiefen des Unterbewusstseins auslösen. Darüber werden wir positive Seelenenergie freisetzen, die uns in jeder Weise harmonisiert und unterstützt.

In der Basismeditation zur Behandlung von Depressionen holen wir zunächst die Seele in dem betrübten Zustand ab, in dem sie sich zu dem Zeitpunkt befindet. Sehr behutsam werden wir sie »durchlichten« und zurück zu ihren Ursprüngen – in lichtere Gefilde – führen, in denen sie das ihr innewohnende Lebensglück und ihre Lebensfreude wieder zunehmend freisetzen kann.

Hier folgt nun ein weiteres Beispiel für die Kraft der Meditation und ihre heilsame Wirkung auf das Seelenleben: die Geschichte einer 25-jährigen Studentin, die durch das Ende ihrer Liebesbeziehung ins Bodenlose abgestürzt war.

Alexandra hatte einmal einen Meditationskurs bei mir besucht und mich danach, als sie sich in einer tiefen Krise befand, per Mail um Rat gefragt. Ich »belieferte« sie dann während ihrer depressiven Trennungskrise mit meinen Meditationen eine Zeit lang per Mail, weil sie sich zu einem direkten Kontakt aufgrund ihrer Depression nicht auf-

raffen konnte. Nach langer Zeit schickte sie mir dazu ganz überra-
schend eine Rückmeldung, in der sie den Verlauf ihrer Heilung be-
schrieb. Sie hat mir die Veröffentlichung genehmigt. Hier ihre
Erfahrung:

»Vor gut zwei Jahren – ich befand mich noch im Studium – hat-
te sich mein Lebensgefährte von mir getrennt. Das kam völlig uner-
wartet und traf mich wie ein Schock bis ins innerste Mark.

Von einem Tag auf den anderen verfiel ich in eine tiefschwarze,
öde Depression, in der mir nur noch ein einziger Wunsch verblieb:
nicht mehr existent zu sein. Mein Herz und meine Lebendigkeit wa-
ren wie abgestorben. Es erschien mir vollkommen sinnlos und uner-
träglich zu leben. Zu viel Schmerz, um ihn zu ertragen, lieber stellte
ich mich freiwillig tot, denn die unerträgliche Wucht des Schmerzes
wäre ohnehin vernichtend.

Sosehr sich meine WG-Mitbewohner auch um mich bemühten,
ich war emotional wie tot und völlig resistent gegen jegliche Ermuti-
gung und Freundlichkeit. Das Einzige, was mich in diesen Monaten
gegen Mittag schließlich aus dem Bett bewegen konnte, war meine
Sucht nach Zigaretten. Mein Studium erschien mir ohnehin sinnlos
und ich vegetierte nur noch tätigkeitslos vor mich hin. Für immer,
davon war ich überzeugt. Mir das Leben zu nehmen verbot mir al-
lerdings der Respekt vor meinen Eltern, die ich mit einer solchen Tat
nicht konfrontieren wollte.

Nach drei hoffnungslosen Monaten versuchte ich deinen thera-
peutischen Rat zu befolgen und praktizierte, soweit mir das möglich
war, mit deinem Text die ›Basismeditation‹. Lisa aus der WG las mir
diese Meditation vor, während ich auf dem Bett lag und an die Decke
starrte. Ich raffte mich zwar ziemlich halbherzig zu dieser Visualisie-

rung auf, aber ich hatte sowieso nichts zu verlieren in diesem trostlosen Zustand, in dem ich mehr tot als lebendig war. Und so ließ ich mich von diesem Text ›berieseln‹.

Zögerlich tagträumte ich diese Visualisierung mit, bei der man anfangs in Schwarz gekleidet in einer Gondel steht. Zumindest dieses Intro entsprach erst mal ziemlich genau meiner Verfassung. Der weitere Verlauf der Meditation allerdings nicht. Aber egal, die gesamte Visualisierung las Lisa mir jeden Tag einmal vor.

Es dauerte etwa fünf Tage und der dichte, schwere Trübsinn wurde leichter, irgendwie lichter. Ein Hoffnungsschimmer flutete durch meine Seele.

Nach einigen weiteren Tagen begannen Tränen zu fließen, ich ließ mich von heftigem Schluchzen schütteln, bis der verdrängte Trennungsschmerz wieder abebbte. Dann visualisierte ich wieder mit Lisa das Meditationsbild. Ganz allmählich kehrte Leben in meine Seele zurück. Die Unerträglichkeit des Daseins ließ nach.

Lisa freute sich. Und wir machten weiter. Wir intensivierten die Bildmeditation, dehnten sie auf dreißig Minuten aus. Ich konzentrierte mich ein bisschen mehr darauf und sammelte weiterhin seelische Kraft an. Jeden Tag fühlte ich mehr, wie die innere Starre wich.

Nach einer weiteren Woche, der dritten also, verspürte ich endlich wieder Lebenswillen und Hoffnung. Definitiv wollte ich ganz und gar heraus aus diesem lähmenden Sumpf!

Auf deinen Rat hin wechselte ich dann von dieser Visualisierung, aus tiefgrauer Tristesse in Sonne und Freiheit aufzutauchen, zur Meditation ›Am Fluss‹ über. Wieder las Lisa sie mir vor.

Mann, wurde ich jedes Mal wütend! Es kamen wilde Wut (ich sah sie als glühende Kohlen) und hassvolle Empörung zum Vorschein.

Ich hätte Patrick die Augen auskratzen können! Aber dann kamen auch uralte Kindheitsängste hoch, davor, verloren und hilflos, allein und verlassen zu sein. Tiefe Angst. Aber das dauerte nur kurz. Danach empfand ich immer mehr Frieden, Wachheit und Lebendigkeit. Herrlich!

All die bleierne, schwarze Schwere der vergangenen Monate fiel jetzt wie eine Halluzination von mir ab. Gerade so, als sei die leblose Starre nie etwas anderes als ein flüchtiger, irrealer Albtraum gewesen.

Ich fühlte mich endlich wieder ›normal‹. Gott sei Dank. Deiner Meditation und auch Lisa sei Dank!

Zur Intensivierung und Stabilisierung bekam ich abschließend von dir als weitere Meditation die ›Sonnenmeditation‹ als Visualisierungspraxis. Diese wollte ich nun allein machen. Ich sollte sie ganz gemütlich und träumerisch am besten morgens nach dem Aufwachen und abends vor dem Einschlafen visualisieren, ganz easy, wie schöne wohlige Traumbilder.

Ich werde den sonnigen Maimorgen nie vergessen, als ich diese Meditation zum ersten Mal ausprobierte. Ich hatte mich in den ersten Sonnenstrahlen dieses Frühlingsmorgens auf meinen sonnigen Lieblingsplatz gesetzt.

Mit dem ruhigen Atmen und den schönen Bildern entstand plötzlich das Gefühl, als würde sich ein machtvoller sonniger Strom von oben in mein Dasein ergießen. Unbeschreiblich. Es war, als würde mich Gott berühren oder ein Engel – oder das pure Schöpfungslicht selbst.

Es war so unfassbar schön. Warmes, friedvolles Leuchten durchströmte mich heilend und liebend und wohltuend.

Ich fühlte eine nie gekannte Glückseligkeit. Eine Geborgenheit, die ich vielleicht als Baby einmal gekannt haben mochte.

Ich fühlte so eine tiefe Erlösung von allem, was jemals eng, beängstigend, bedrückend oder schwer gewesen war.

Ich war in Freiheit, wie ich sie nie zuvor gekannt hatte. Ich hatte das Gefühl, als würde ich den Himmel in seiner ganzen Weite atmen und mit seiner herrlichen Weite verbunden sein.

Ich verharrte still und unglaublich glücklich in dieser unfassbaren Gnade, in diesem Strom von Gold und Glück. Mein Herz strahlte wie eine kleine Sonne. In der Mitte meines Wesens war es so warm und freundlich.

Als ich mich nach einem nicht einschätzbaren Zeitraum aus der Meditation erhob, fühlte ich mich frisch und erlöst. Unbeschreibliche Zufriedenheit erfüllte mein Wesen. Dabei hatte sich an meiner äußeren Situation nicht das Geringste verändert.

Auf eine Art war ich völlig fassungslos über diese Transformation und spürte eine tiefe, freudige Dankbarkeit, von der ich nicht wusste, wie ich sie ausdrücken sollte. ›Was für eine unfassbare Gnade!‹, dachte ich immer wieder überwältigt. Erlöst, erlöst.

Ich liebte es, allein zu sein und in die Natur zu gehen. Ich wanderte durch die mir bekannten Wiesen, am Bach entlang, betrachtete die friedlichen Kühe, ging zum Wald hin. Doch alles war anders als früher, alles schien wie ›neu‹, wie ›frisch gewaschen‹, ich kann das nicht ausdrücken. Alles schien von innen heraus zu strahlen. Das Grün der Pflanzen und der Bäume war so weich und leuchtend. Ich sah und fühlte die Sonne in meinem Inneren. Ich hörte mit tiefer Freude auf das Vogelgezwitscher, als ob ich es zum ersten Mal in meinem Leben vernähme. Ich tauchte meine Hand in den glucksenden

Bach und betrachtete das fließende Wasser völlig fasziniert in seiner Klarheit und Frische, als sähe ich zum ersten Mal in meinem Leben Wasser. Ich roch die Erde des Waldes.

Ich war gebannt von der Schönheit, den Morgentau auf den Grashalmen glitzern zu sehen. ›Funkelnde Frische der Natur‹, dachte ich mit Ehrfurcht vor dieser Kraft und Schönheit.

Alles lebte auf eine bestimmte Art. Alles schien ein Wunder zu sein. Und all die unfassbare Schönheit schien meine Seele mit tiefer Daseinsfreude zu durchtränken.

Danach waren, ohne dass ich es irgendwie beabsichtigt hätte, auch meine Begegnungen mit anderen Menschen verändert. Die übliche gedankliche Kritik an meinen Mitmenschen war aus meinem Denken gewichen.

Stattdessen tauchte ein freundliches Verstehen dafür auf, warum die jeweilige Person nun mal eben genau so und nicht anders war. Na und? Das war schon okay. ›Wir haben doch alle so viele Marotten‹, dachte ich belustigt, mich selbst eingeschlossen. Ein fürsorgliches Empfinden ließ mich, im Gegensatz zu früher, jetzt mal genauer hinschauen, ob ich für mein Gegenüber irgendetwas Nützliches tun konnte, aber zwanglos. Wenn nicht, war das auch in Ordnung.

Ich befand mich jedenfalls in einem beinahe rauschhaften Glückszustand, der in dieser Intensität etwa vier Wochen anhielt. Ich habe seitdem – quasi als Nebenwirkung – nicht mehr den Wunsch gehabt zu rauchen. Die krampfhafte Suchtanspannung in meinem Bauch, die mich immer nach Zigaretten verlangen ließ, war seit dieser Meditation einer wohligen Entspannung im Bauchraum gewichen.

Ich notierte dieses Erleben sorgfältig in meinem Tagebuch. All das wird für mich immer ein Wunder und eine Gnade bleiben, die ich aus tiefstem Herzen teilen möchte.

Auch heute, nach über zwei Jahren, wirkt sich die ›Sonnenmeditation‹ immer wieder beglückend und befreiend auf mich aus, besonders nach stressigen Tagen. Jedes Mal fühle ich mich nach dieser Meditation harmonisiert, zufrieden und heiter. Ganz gleich, mit welchem Befinden ich diese Visualisierung begonnen habe.

Und wenn ich die Meditation morgens mache, erlebe ich oft ein wohliges Glücks- und Geborgenheitsgefühl, das den ganzen Tag über anhält.

Ich danke dir, ich danke dem Leben, ich danke Gott.«

Die Meditationspraxis

Visuelle Meditationen zur Überwindung von Depressionen

Die Beispiele von Roland und Sophia wie auch der Bericht von Alexandra zeigen, wie heilsam und lebensverändernd die Meditation vor allem zusammen mit der Auflösung destruktiver Denkstrukturen sein kann. Auch bei so vielen anderen Klienten offenbaren sich erstaunliche und beglückende Transformationen.

Fast jeder empfindet die hier genannten Meditationen, die in ihrer Wirkung aufeinander aufbauen, als außerordentlich harmonisierend, heilend und friedvoll. Die übereinstimmende Erfahrung ist die von wachsender Zufriedenheit, von tiefer innerer Ruhe, von deutlich mehr Selbstwertgefühl und viel weniger Ängsten.

Fassen wir noch mal kurz zusammen, wodurch insbesondere die hier aufgeführten Bildmeditationen so intensiv wirken: Zum einen geben sie einen starken Input ins Unterbewusstsein und erwecken bestimmte Qualitäten und Energien, die dort schlummern. Zusätzlich wird der Stoffwechsel des Gehirns durch die harmonisierenden Visualisierungen stimuliert, um mehr »Wohlfühlstoffe« – insbesondere Serotonin – zu produzieren. Vor allem aber lösen die machtvollen archetypischen Bilder die bleierne Depression nahezu hypnotisch auf.

Um das zu erreichen, holt besonders die Basismeditation den depressiv gestimmten Menschen genau dort ab, wo er sich gerade befindet – sozusagen in bleierner Seelenschwere und in »trüben Wassern«. Die konkrete Bildsymbolik ist hierbei äußerst wichtig.

In der Archetypenlehre nach C. G. Jung spielt das Wasserelement für das Unterbewusstsein eine besonders wichtige Rolle, denn Wasser symbolisiert im tiefsten Seeleninneren unsere emotionale Kraft und vitale Gesundheit. Klares Wasser steht dabei für körperliche und auch für psychische Gesundheit. Ganz besonders heilend wirkt das Symbol Wasser, wenn es mit »Feuer«, also der Sonne, verbunden ist. Das heißt, wenn wir uns sonnendurchstrahltes oder glitzerndes Wasser vorstellen.

Alle vier Elemente Wasser, Erde, Luft und Feuer (Sonne) sind in tiefster Seele mit den Qualitäten Gesundheit, Vitalität und Glück assoziiert. Die tiefenwirksamen Bildsymbole der vier Elemente sind regelrecht »unwiderstehlich« für das Unterbewusstsein.

Wichtig für Sie, liebe Leserin und lieber Leser, ist es, sich für die Wirkung dieser Bilder ausreichend Zeit zu lassen. Haben Sie Geduld mit den Bildmeditationen, damit sie wirken können. Geben Sie bitte jeder einzelnen am besten einige Wochen Zeit, um ihre Tiefenwirkung zu entfalten. Beginnen Sie erst nach Einsetzen einer Wirkung der einen Meditation mit der nächsten! Es hätte keinen Sinn, voller Ungeduld vorzupreschen und alle kurz hintereinander zu machen. Ihr Unterbewusstsein käme sonst durcheinander und könnte nicht das liefern, was Sie erwecken möchten.

Später können Sie die Meditationen alle kombinieren, abwechseln oder sie hintereinander ausführen, wie es für Sie gerade passt. Es ist, als würden Sie ein – einfaches! – Musikinstrument erlernen. Doch auch bei einem einfachen Musikinstrument sollten Sie die Tonleiter beherrschen, erst dann können Sie Melodien spielen.

Bitte geben Sie sich selbst also geduldig und liebevoll Zeit, um die Wirkung einer jeden Meditation zu erfahren, damit Sie auch in den Genuss ihrer Tiefe und Wirksamkeit kommen. Gehen Sie am besten Schritt für Schritt vor. Beim einen braucht das Unterbewusstsein ein bisschen länger, beim anderen geht es ein wenig schneller, jeder hat seinen individuellen Rhythmus. Aber jede Meditation für sich ist ohnehin ein Genuss für Ihre Seele und Ihr Wohlbefinden, sodass überhaupt kein Grund zur Eile besteht.

Am besten wenden Sie zusätzlich auch noch die unterstützenden Methoden zur Steigerung der Lebensfreude an, wie sie in den letzten Kapiteln beschrieben werden. Unter anderem können Sie durch bestimmte Probiotika, Bewegung in der Natur, Tageslicht, konstruktives Denken und gute Ernährung Ihre Stimmung zusätzlich optimieren.

So haben Sie die Weichen richtig gestellt, damit sich die gewünschte heilende und beglückende Wirkung einstellt! Es braucht wie gesagt ein wenig Ausdauer Ihrerseits, die Methoden regelmäßig zu praktizieren. Manche werden dabei geradezu süchtig nach der Meditation, weil sie deren zunehmend wohltuende Wirkungen erleben. Aber vermutlich ist das die einzige »Sucht«, die man guten Gewissens tolerieren kann …

Zunächst finden Sie hier und auf der CD die intensivste Meditation zur Erstbehandlung einer Depression. Wenn Sie diese Basismeditation zur Überwindung von Depressionen täglich oder alle zwei Tage praktizieren, wirkt sie sich bereits nach kurzer Zeit sehr wohltuend auf Ihren Seelenzustand aus. Führen Sie diese Meditation so oft aus, wie es Ihnen angenehm erscheint. Sobald Sie keine Lust mehr darauf verspüren, sind Sie bereits einen Schritt weiter und können mit der nächsten Meditation fortfahren.

In den weiteren visuellen Meditationen werden ebenfalls archetypische Bildsymbole mit hypnotischer Macht für Ihre Gesundheit und Ihr inneres Glück eingesetzt. Auch für den Zustand der inneren Freiheit, der tiefen Gelassenheit und des Seelenfriedens gibt es darin gezielte archetypische Bildsymbole.

Die Meditationen harmonisieren Ihr Selbstbewusstsein, Ihre Selbstliebe und Ihr Selbstwertgefühl. Es ist wunderschön und schenkt Ihnen eine besonders rasch wirksame Tiefenheilung, diese Meditationen vor dem Einschlafen und vielleicht auch morgens beim Aufwachen zu hören. Lassen Sie dabei die Bilder mühelos auftauchen wie in einem versonnenen Tagtraum.

Einstimmung auf die Meditation und Rückkehr ins Alltagsbewusstsein

Bevor Sie mit der Meditation beginnen

Wichtig ist es, vor jeder Meditation immer eine kurze Entspannungspraxis zu machen, das tut gut und lässt die Meditation noch intensiver wirken. Ebenso wichtig ist es, dass Sie jede Meditation mit einer »Erdung« und Kreislaufaktivierung beenden, damit Sie erfrischt und erholt wieder ganz im Hier und Jetzt eintreffen. Mit diesen beiden Methoden rahmen Sie bitte jede geführte Meditation selbstständig ein. Diese »Umrahmung« ist nicht nur einfach, sondern wie gesagt auch wunderbar wohltuend!

Sie können die Einstimmungs- und Beendigungspraxis mit Stichworten auf einem Blatt notieren, neben sich legen und sie wie ein Rezept lesen und anwenden. Spätestens nach dem dritten Mal benötigen Sie das Blatt für diesen »Rahmen« nicht mehr.

Entspannung vor jeder Meditation

Machen Sie es sich bequem und spüren Sie Ihren Körper von Kopf bis Fuß.
Wo sitzt noch Anspannung? Lassen Sie dort ganz locker.
Lassen Sie die Schultern ganz weich und entspannt fallen.
Die Stirn entspannt sich, die Augenbrauen gleiten ein wenig auseinander.
Lassen Sie den Bauchraum mit drei tiefen Entspannungsseufzern ganz locker. Der Körper ist entspannt und locker und weich und warm.
Der Atem fließt bis tief in den Bauch und bewegt die Bauchdecke ganz sanft mit jedem Atemzug.

Erdung und Abschluss nach jeder Meditation

Nun taucht Ihre Aufmerksamkeit wieder ganz hier in der äußeren Situation auf.
Sie spüren das Gewicht Ihres Körpers.
Sie nehmen die Handflächen wahr und die Fußsohlen.

Machen Sie immer größer werdende Kreise mit den Füßen. Strecken Sie die Beine mit fester Muskelanspannung durch.

Jetzt sind die Arme dran. Ballen Sie die Fäuste, öffnen Sie die Hände wieder. Strecken Sie die durchgespannten Arme weit zu den Seiten aus. Atmen Sie tief!

Erfrischt und wach tauchen Sie wieder ganz im Hier und Jetzt auf!

 ## Erste Meditation: Basismeditation zur Überwindung von Depressionen (Track 1)

Diese Meditation wird Sie aus »trüben Wassern« und trister Stimmung in eine gute und klare Verfassung bringen. Und – keine Sorge, was trüb beginnt, wird wohltuend und leuchtend schön für Sie enden!

Basismeditation

Ich sitze oder liege bequem.
Zuerst entspanne ich meine Schultern.
Dann lasse ich den ganzen Körper weich und locker werden.

Ich atme auf.
Meine Bauchdecke hebt und senkt sich mit jedem Atemzug.
Alle auftauchenden Gedanken sind mir nun gleichgültig.

Wie im Traum sehe ich mich in einer großen
italienischen Gondel stehen.
Gerade, aufrecht und würdevoll stehe ich
in dieser großen Gondel,
die mit roten Seidenpolstern ausgekleidet ist.
Ein langer Holzstab liegt darin und große hölzerne Ruder,
damit ich sie lenken kann, wenn ich möchte.

Der Himmel ist grau.
Meine Gondel gleitet sanft und langsam
mit der Strömung durch dichte Nebelschwaden.

Das Wasser ist ruhig und beinahe spiegelglatt.
Grau schimmerndes, trübes Wasser.

Ich stehe aufrecht, fest und sicher.
Ein leichter Nieselregen umgibt mich, doch das ist mir gleichgültig.
Es ist mir auch gleichgültig, wohin die Gondel treibt.

Ich kann kaum einen Meter weit sehen.
Und meine Gondel gleitet weiter durch den dichten Nebel.
Ich höre nur das Wasser leise gegen den Boden
meines Bootes plätschern.

Das trübe Wasser glänzt unter meinem Boot.
Ich bin in einen dicken und schweren schwarzen
Mantel gehüllt.
Meine Füße stecken in wuchtigen schwarzen Stiefeln.

≥

Diese Umhüllung von schwarzer Schwere bin ich gewohnt.
Trotz meiner Tristesse bin ich klar, gefasst und würdevoll.
Mein Blick schweift gleichmütig über den Kanal,
den ich entlanggleite.

≥

Ich fühle die bleierne Schwere, die mich umgibt.
Ich nehme mich selbst wahr.
Fühle ich mich bedrückt oder bekümmert?

In mir gibt es einen Beobachter, der sehr wach und klar ist.
Wie ein Zeuge betrachtet dieser innere Beobachter
meine Gemütsverfassung.

Mein innerstes Ich beobachtet meinen Zustand sehr genau.

≥

Die Nebelschleier werden lichter. Durchsichtiger.

≥

Das Himmelsgrau hellt sich auf.
Es hört auf zu nieseln.

❧

Stoisch stehe ich aufrecht in meiner Gondel
und lasse sie weitergleiten.
Ich fühle mich sehr ruhig, klar und wach.
Stille umgibt mich.

❧

Die dichte Wolkendecke leuchtet weiß.

❧

Der Himmel reißt auf.
Durch ein Loch zwischen den dicken Wolken
dringen goldene Sonnenstrahlen wie ein Strahlenkranz
in alle Richtungen.

❧

Helligkeit.
Die Wellen glitzern in den Sonnenstrahlen.

❧

Mein Boot gleitet immer weiter … und weiter …
… dem offenen Meer entgegen.
Ich lasse es treiben.

❧

Das Wasser unter mir wird klarer.

❧

Der Sonnenschein löst immer mehr Wolken auf.
Wie dicke weiße Wattebäusche ziehen sie
über den blauen Himmel.

❧

Ich spüre die Wärme der Sonne auf meinem Gesicht.
Ein sanfter Windhauch streicht über meine Stirn.

❧

Mir wird zu warm.
Ich öffne den schweren, schwarzen Mantel,
der mich so bleischwer umhüllt.

Das fühlt sich luftig an.

Ich trage ein fließend weißes Seidenhemd
und eine lockere, weich fließende weiße Seidenhose
unter dem schwarzen Mantel.

❧

Ich lasse den bleischweren schwarzen Mantel
von meinen Schultern gleiten.

❧

Ein leichter, warmer Wind streicht angenehm
über meine seidige Kleidung.
Ich fühle, wie der Windhauch mein Gesicht
und meine Stirn erfrischt.

Mit einem tiefen Aufatmen schaue ich
in den blauen Himmel.
Es tut gut, mit einem tiefen Atemzug die Weite
des klaren Himmels zu atmen.

Ich genieße mein Atmen.

Die Stiefel sind mir nun auch zu schwer
und zu warm.
Ich streife die bleischweren schwarzen Stiefel ab
und ziehe die Socken aus.

Barfuß und in weißer Seide stehe ich jetzt
im warmen Sonnenschein.
Sonnige Sommerluft umgibt mich.
Die weiße Seide streichelt meine Haut.

Meine Barke darf einfach weiter
auf das türkisklare Meer hinausgleiten.
Warum auch nicht …?
Ich habe nichts zu verlieren.
Und nichts zu gewinnen.
Ich *bin* einfach.

❧

Wie schön das Wasser unter der Gondel schimmert.
Das Wasser leuchtet immer klarer auf.
Kleine silbrige Fische schwimmen neben dem Boot entlang.
Die Wellen funkeln.

❧

Ich hocke mich an den Bootsrand,
beuge mich hinab und tauche meine rechte Hand
in das klare Meerwasser.
Das fühlt sich kühl an.
Und umströmt meine Hand erfrischend.

❧

Die Sonne blendet mich mit ihrem gleißenden,
Leben spendenden Licht.
Ich blinzle in den Sonnenschein.
Es tut mir gut, das Licht zu atmen und zu fühlen.
Es weckt neue Lebenskraft in mir.

❧

Ich setze mich bequem auf die weichen Polster,
die meine Gondel auskleiden.
Ich lehne mich an und nehme ein Sonnenbad.

≥

Ich fühle mich frei und ich lasse einfach alles los,
was mich jemals bedrückt hat!
Es war doch alles nur alter, sinnloser Ballast.

≥

Ich richte mich auf, um mit beiden Händen den schweren
schwarzen Mantel zu packen. Ich werfe ihn über Bord.
Weg damit!
Ich betrachte, wie er langsam im Meer versinkt.
Wie ein schwarzer Stein gleitet er abwärts.

≥

Die schweren, schwarzen Stiefel können auch weg.
Ich werfe den ersten Stiefel in hohem Bogen ins Wasser.
Mit einem Platsch trifft er auf
und versinkt blubbernd wie ein Klumpen Blei.
Der zweite Stiefel fliegt gleich hinterher,
auf Nimmerwiedersehen!
Ein zweiter Platsch, weg ist er.
Ein leises Glucksen begleitet sein Versinken.

≥

Ich lasse all diese dunkle Schwere vergehen
und hinter mir versinken und verschwinden.
Alle schwarze Schwere ist aus mir entschwunden.
Aufgelöst. Erlöst.

Da ist Leben. Da ist Sonne. Da ist Luft. Da ist Wasser.
Leben und Licht umstrahlen und umschmeicheln mich.

≋

Wie gut mir das tut.

≋

Aufatmend spüre ich Leben, das mir geschenkt ist.
Meine Lebenswärme.
Die Kraft, die mein Herz schlagen lässt.

≋

Nichts sonst ist mir mehr wichtig.
Da existiert keine Stimmung mehr.

Keine Tristesse.
Kein Wollen. Kein Nicht-Wollen.
Kein Hadern, kein Groll, keine Bitterkeit.
All das ist so bedeutungslos.

Auch alle Schwere und aller Trübsinn.

≋

Das war ich niemals wirklich!
Es war bloß eine Stimmung, zwar eine machtvolle Stimmung,
aber bloß eine Stimmung.
Diese Stimmung brauche ich nicht mehr.
Lieber erlaube ich der warmen Sonne,
mich ganz und gar zu durchstrahlen,
tief bis in jede Zelle.

≋

Ich lasse meine Barke immer weiter
dem Sonnenschein entgegentreiben.
Das Sonnenlicht spiegelt sich blendend auf den Meereswellen
wie eine gleißende Straße, die in die Sonne hineinführt.

Ich gleite ins warme, klare Licht.

Jede Faser meines Seins wird davon heilend durchstrahlt.

≋

Ich überlasse mich dem Licht,
dem Wind,
dem Leben,
dem sanften Wiegen der Wellen.

≋

Mein Boot schwimmt auf türkisklarem Meerwasser.

≋

Das Türkis des Meeres erstrahlt unter mir.
Die Wellen funkeln und glitzern.

Weicher warmer Wind auf meiner Haut.

Sonne auf meiner Haut.

Sonne durchstrahlt meinen Brustraum.

Schimmerndes Leuchten in meinem Herzbereich.
Sanfter Frieden.
Ich bin von Leben und Sonne durchstrahlt.

Ich darf ich selbst sein. Einfach da sein.
Ich – pur.
Es gibt nichts zu tun oder zu wollen, außer mein Da-Sein zu genießen.

Mein Geist ist still, mein Bewusstsein ist wach.
Ich *bin* friedlich und bewusst.
Ich *bin*.

Die Gondel hat mich hinübergetragen in eine neue Welt.
In eine Welt, in der ich stark, klar und sonnig bin.

Mein Boot treibt an einen Strand, der golden leuchtet.
Ich lande an einem neuen Ufer.
Mein Boot treibt auf den Sand.

❧

Ich steige aus dem Boot.
Der feuchte Sand unter meinen Füßen knirscht.
Er massiert meine Fußsohlen, weich und rau zugleich.

Ich betrete *neues Land*.

Aus meiner Kindheit kenne ich dieses freie Sommer-
und Ferien- und Entdeckergefühl.

❧

Ich gehe an der leise plätschernden Brandung entlang.
Von fern erklingt eine Möwe.

❧

Ich fühle tiefe Zuneigung zu mir selbst.
Ein Hauch von Lächeln erfüllt mich.

Alles ist ab jetzt neu, weil meine Seele wieder leuchtet.

❧

Mein Ich-Bewusstsein ist stark.
Ich bin klar, wach, präsent.
Ich bin *sehr* intensiv *ich selbst*.

Praktizieren Sie diese Basismeditation immer wieder, bis allmählich eine Abneigung gegen den schwarzen Mantel und die schwarzen Stiefel spürbar wird, die Sie anfänglich tragen. Zu dem Zeitpunkt hat Ihr Unterbewusstsein bereits die dunkelste Schwere der Depressivität aufgelöst. Beginnen Sie dann mit der nächsten Meditation.

 Zweite Meditation: Psychoballast auflösen. Meditation »Am Fluss« (Track 2)

Diese zweite Meditation wird Sie gründlich von psychischem »Ballast«, von alten Verletzungen, Traumata, seelischen Ohnmachts- oder bitterbösen Grollgefühlen befreien.

Auch hier spielt das Wasserelement wieder eine wichtige Rolle, denn Wasser symbolisiert im klaren fließenden Zustand auch den Prozess der Reinigung und Klärung.

Normalerweise ist diese Meditation sehr befreiend und angenehm. Bei manchen kann zwar anfangs kurz ein emotionaler Inhalt auftauchen, der aber durch diesen meditativen Prozess mit einem wohltuenden tiefen Gefühl der Erleichterung aufgelöst (»fortgespült«) wird.

Wenn also bei dieser Meditation Emotionen auftauchen sollten, zeigt das die befreiende Entladung einer traumatischen Erinnerung.[*] Lassen Sie diese Emotionen zu. Erlauben Sie sich, zu weinen oder

---

[*] Sollten Sie allerdings überwältigend extreme traumatische Erinnerungen befürchten, von denen Sie sich überfordert fühlen, konsultieren Sie bitte zuerst Ihren Arzt oder einen Psychotherapeuten, um professionelle Unterstützung zur Vergangenheitsbewältigung zu erhalten.

wütend zu sein. Erlauben Sie sich, schmerzhafte Erinnerungen zu fühlen. Diese dauern nur kurz an.

Wenn Sie mögen, notieren Sie sich solche emotionalen Eindrücke hinterher schriftlich, um wirkungsvoll mit ihnen »aufzuräumen«.

Lassen Sie sich entspannt und genussvoll auf diese wunderbar heilende und harmonisierende Meditation ein.

Am Fluss

Ich entspanne mich mit tiefen Atemzügen.
Ich lasse meinen Körper ganz locker.
Meine Schultern sind weich
und meine Bauchdecke hebt und senkt sich mit jedem Atemzug.

Bilder tauchen auf – wie in einem Tagtraum …

Wie im Traum wandere ich über eine saftig grüne Wiese
zu meinem Lieblingsplatz am Fluss.
Ich laufe barfuß und spüre das kühle Gras
unter meinen Füßen.

Ich genieße den frischen Duft der Natur.

Schon von Weitem sehe ich den Fluss im Sonnenlicht schimmern
und laufe darauf zu.

Die Sonne scheint warm und ein erfrischender Wind
weht durch mein Haar.

≷

Am Ufer angekommen, hebe ich ein paar Kieselsteine auf
und werfe sie in den klaren Fluss.
Mit einem Glucksen spritzt jedes Mal
eine kleine Wasserfontäne auf.
Ich suche nach flachen Kieselsteinen und versuche,
sie mit mehreren Sprüngen über das Wasser hüpfen zu lassen.

≷

Schließlich lasse ich mich am Ufer nieder.
Ein leises, murmelndes Plätschern ist zu hören,
und ich betrachte die kleinen, glitzernden Wellen.

Die fließende Klarheit des Flusses erfrischt mich.

Und wie immer, wenn ich hier bin,
wirkt der Fluss beruhigend auf mich.
Endlich finde ich Zeit für mich selbst.

≷

Hier spiele ich ein Gedankenspiel, das gut zu diesem Ort passt.
Ich stelle mir vor …
dass ich jetzt all meinen unangenehmen Gefühlen
eine bestimmte Form verleihe.

Mein Unterbewusstsein erlaubt nun den Gefühlen, die ich nicht
sonderlich mag, aufzutauchen …

Vielleicht sind das gerade Ärger und Wut
oder Traurigkeit, Verletztheit
oder auch eine meiner tiefen Ängste,
die jetzt bildhaft auftauchen dürfen.

Welche Form gibt mein Unterbewusstsein diesen verdrängten
Gefühlen, Szenen oder Bildern?
Meine Fantasie darf spielen …
Ich warte ab, ob mir mein Unterbewusstsein dazu etwas zeigt …

≋

Solche unerwünschten Gefühle liegen jetzt als Energieformen ganz
gegenständlich zu meinen Füßen …
Sie besitzen eine Form, eine bestimmte Energie und eine Farbe.

≋

Ich schaue sie mir an.

Ich will sie nicht mehr.
Das ist nur alter, überflüssiger, störender Ballast.

Ich nehme eine große Schaufel
und packe diesen Gefühlsballast entschieden in Holzkisten.

≋

Vielleicht fülle ich nur eine Kiste.
Vielleicht fülle ich auch mehrere Kisten.

～

Die gefüllten Kisten verschließe ich
und werfe sie schwungvoll in den Fluss.

～

Erleichtert schaue ich zu, wie die Strömung sie mitnimmt …
Sie werden für immer fortgespült in diesem Fluss
ohne Wiederkehr.
Sie verschwinden auf Nimmerwiedersehen.

～

Ich atme auf.
Mein Atem fließt tief und frei.
Es ist ein Gefühl, als könnte ich das weite Blau des Himmels in
meinen Brustkorb einatmen.

～

Befreit betrachte ich das schimmernde, seidige Wasserfließen.
Das Wasser ist so klar, dass ich bis auf den Grund schauen kann,
wo die goldenen Lichtreflexe der Sonne
über die dicken Flusskiesel tanzen.

～

Ich lasse mich wieder am Ufer des Flusses nieder
und sitze locker und entspannt.

≥

Über mir erstreckt sich der Himmel in weitem Blau …

Hin und wieder zieht ein kleines weißes Wölkchen
über diese Weite …
Doch bald zerfasert sich das weiße Wölkchen
im klaren Blau des Himmels
und löst sich im warmen Sonnenschein mehr und mehr auf …

≥

Ich fühle mich warm und friedlich.
Ich genieße, mich selbst zu spüren.

≥

Sanft und gemächlich zieht der Fluss an mir vorüber.

Die Sonne durchwärmt mich wohlig.

Sanfter Wind streicht die Haare aus meinem Gesicht.

≥

Die Sonne lässt die Wellen in ihrem Licht funkeln
wie Milliarden Diamanten.
So blendend und gleißend, dass ich blinzeln muss.

Es erfreut mich, dieses Funkeln zu betrachten.

≈

Während ich hier am Fluss sitze,
fühle ich mich so still und gelassen
wie ein Buddha, der am Fluss meditiert.

Ich fühle mich wie ein Buddha, der jenseits der Zeit ist.
Ein Buddha, der in tiefer Gelassenheit das Strömen
des Flusses betrachtet.

Genauso friedlich betrachte ich alles Fließen in meinem Leben.
Ich ruhe dabei in mir selbst – stark und klar.

≈

Mit tiefer Ruhe und Gelassenheit genieße ich es,
mich selbst zu spüren.

≈

Es ist so schön, ich zu sein.

Wenn Sie es gerade als wichtig und besonders hilfreich empfinden,
mit der Methode zu arbeiten, um vergangene Situationen, Gefühle
und Traumata aufzulösen, dann verlängern Sie die Passage mit den
Gefühlsinhalten, die Sie in Holzkisten packen und in den Fluss werfen.

Die Kontemplation über alte emotionale Blockaden und deren
Auflösungssymbolik ist dann für Sie eine Zeit lang richtig und hilf-

reich. Erlauben Sie sich, auch einmal von Gefühlen überwältigt zu sein, zu trauern, zu weinen oder wilde Wut zu spüren!

Dritte Übung:
Atemaffirmationen

Hier folgt nun etwas ganz Einfaches, aber Wohltuendes. An Tagen, an denen Ihre Stimmung schlecht ist oder Ihnen gar nichts an Selbsttherapie möglich zu sein scheint, geht immer noch eines – im Rhythmus des eigenen Atems eine angenehme Affirmation zu denken (oder leise zu flüstern).

Formulieren Sie für sich dazu eine Affirmation, auch »Autosuggestion« genannt, die Ihnen zusagt. Diese wird ohne große Konzentration einfach beim Ein- und Ausatmen geflüstert oder gedacht.

Die Wirksamkeit einer solchen Affirmation beruht darauf, dass Ihr Unterbewusstsein »mithört«. Eine derartige Botschaft wird unhinterfragt vom Unterbewusstsein angenommen – und umgesetzt. Dementsprechend wird Ihr Unterbewusstsein nach einer Weile diesen Zustand folgsam »abliefern«.

Diese Atemzentrierung funktioniert an der roten Ampel, in einer stressigen Sitzung oder zu Hause auf der Couch. Wenn Sie Zeit haben, sitzen Sie gemütlich und entspannt. Atmen Sie tief und ruhig. Legen Sie Ihre Hände auf den Bauch und spüren Sie, wie sich Ihre Bauchdecke mit jedem Atemzug ein wenig hebt und senkt.

Auch wenn tausend Gedanken auftauchen und Sie ablenken, kehren Sie immer wieder gleichmütig zu Ihrer Atemformel zurück.

Praktizieren Sie das vielleicht 10 Minuten oder so lange, wie Sie Zeit haben und es Ihnen angenehm ist.

Sie können eine der folgenden Affirmationen nutzen oder für sich eine individuelle positive Formel finden.

Atemaffirmation, Beispiel 1

Beim Einatmen: »*Friedliche* ...«
Beim Ausatmen: »... *sonnige Wärme*« (im Bauchraum).

Atemaffirmation, Beispiel 2

Beim Einatmen: »*Ich bin wach* ...«
Beim Ausatmen: »... *und ganz entspannt.*«

Atemaffirmation, Beispiel 3

Beim Einatmen: »*Ich bin* ...«
Beim Ausatmen: »... *ganz bei mir selbst.*«

Vierte Meditation: »Inneres Lächeln«

Diese Meditation führt zur Tiefenentspannung des Körpers und der Seele. Es entstehen gelöster wohliger Frieden und vor allem eine intensive Harmonisierung Ihrer Gefühle.

Um die innere Umstellung auf gelassene, heitere Leichtigkeit einzuladen, stellen Sie sich zuerst einmal etwas vor, was Sie lustig finden.

Und machen Sie nun, auch wenn Sie vielleicht noch nicht in heiterer Stimmung sind, ganz für sich allein einmal ein fröhlich lächelndes Gesicht. Strahlen Sie kurz wie ein Schauspieler, der sich vor Heiterkeit gerade kaum einkriegen kann!

Fühlen Sie diesen Gesichtsausdruck und Ihre Gesichtsmuskeln. Fühlen Sie das Lächeln in Ihren Augen. Dann entspannen Sie die Gesichtszüge wieder.

Das Verrückte ist: Diese Mimik wird sich auf Ihre innere Verfassung mehr auswirken, als Sie vermuten. Denn Ihr Gehirn glaubt Ihrer Mimik! Es scheint also etwas Positives zu geben? Sonst würden Sie ja nicht lächeln, findet Ihr Gehirn und liefert Entspannung und positive Botenstoffe. Probieren Sie es doch einmal aus, wenn Sie unbeobachtet sind!

Aber es geht noch weiter. Diese innere Auflockerung wird durch die folgende Meditation noch viel intensiver. Legen Sie einfach diesen Text vor sich, um jeden Satz einzeln zu lesen … und dann zu fühlen.

Inneres Lächeln

Ich achte jetzt nur noch auf mein Körpergefühl.
Ich sitze oder liege bequem und entspannt, mit gesenktem Blick.
Meine Schultern sind locker … weich und locker …
… meine Arme sind wohlig schwer …
… meine Beine sind wohlig schwer …
… mein Atem fließt sanft bis in den unteren Bauch hinein.

In meiner Augenpartie lasse ich das Gefühl
des Lächelns entstehen.
In meinen Augen und um meine Augen herum
ist ein sanftes, kaum merkliches Lächeln spürbar.
Es erfüllt meinen Geist mit Sanftheit.

Auch meine Mundpartie fühlt den Hauch eines Lächelns,
kaum sichtbar.

Die Sanftheit meines inneren Lächelns erfüllt
meinen Brustkorb weich,
duftig und angenehm …

Es atmet sich so seidig und friedlich mit meinem Gefühl
des inneren Lächelns …

≋

Die heitere Sanftheit meines inneren Lächelns erfüllt
nun meinen Bauch …
Es ist, als würde sich alle Spannung in meinem Magenbereich
in weiche, duftige Watte verwandeln …
oder in rosa Rosenduft …
Alles wird so sanft, locker und weich
in meinem Bauchraum.

≋

Ein Aufatmen erlöst Reste von Anspannung …
… gefolgt von einem tiefen wohligen *Aus*atmen und Loslassen …

≋

Mein sanftes inneres Lächeln erlöst auch den unteren Bauch
und den Beckenraum von Spannung.
Ein gefühltes heiteres Lächeln erfüllt meinen Beckenraum
mit friedlicher Sanftheit.

≋

Meine Beine und Füße sind locker,
warm und von Wohlbefinden erfüllt.

≋

Auch mein Rücken und meine Wirbelsäule genießen
mein inneres sanftes Lächeln.

≋

Meine Arme und Hände sind ebenfalls von Wärme
und Wohlbefinden durchströmt.

≋

Mein inneres Lächeln spüre ich nun wieder
in meinem Gesicht.

≋

Auch der innere Raum meines Kopfes,
mein Geist und mein Bewusstsein
sind von diesem zarten, friedlichen Lächeln erfüllt.
Es fühlt sich an wie das sanfte Buddha-Lächeln.

≋

Mein Bewusstsein ist klar und friedlich.

≋

Ich genieße mein duftiges inneres Lächeln,
das meinen Körper und mein gesamtes Wesen
wohltuend sanft erfüllt.

Fünfte Meditation: »Selbstliebe
und Selbstwertgefühl« (Track 3)

Mit der folgenden Selbstliebe-Meditation erwecken und verstärken
Sie Ihre Selbstliebe auf wohltuende und einfache Art. Sie können
diese Meditation im Sitzen, aber ebenso ganz wunderbar im Bett vor
dem Einschlafen oder nach dem Aufwachen machen.

Auch mitten im Alltag, zum Beispiel an der besagten roten Ampel,
können Sie aus stressigen Situationen in Ihre Selbstliebe zurückkehren. Nutzen Sie dazu Ihre Lieblingsaffirmation und zentrieren Sie
sich damit liebevoll.

Übrigens ist Selbstliebe nichts Egoistisches. Und auch nichts, wofür man sich schämen müsste. Eins ist sicher – nur wenn Sie sich
selbst lieben und sich in Ihrer Haut wohlfühlen, können Sie überhaupt echte Herzlichkeit, Empathie und Liebe für andere empfinden.

Schämen Sie sich also nicht, sich selbst innig und von ganzem
Herzen zu lieben! Sie haben es verdient, Ihre Selbstliebe und Ihr
Selbstwertgefühl zu stärken. Sie werden damit nicht nur sich selbst
guttun, sondern außerdem andere durch Ihr positives Selbstwertgefühl und Ihre Herzlichkeit bereichern.

Selbstliebe und Selbstwertgefühl

Zuerst entspanne ich meinen ganzen Körper.
Ich lasse meine Schultern völlig locker.
Meine Arme sind weich und entspannt.
Und auch meine Beine sind ganz locker und entspannt.

Mein Atem fließt sanft bis in den Bauch.
Ich merke, wie sich die Bauchdecke beim Atmen ein wenig hebt
und senkt.

Auch mein Gesicht ist entspannt.
Die Augenbrauen gleiten ein bisschen auseinander.
Und ich entspanne die kleinen Muskeln
rund um die Augen herum.

≋

Ich lasse meine Aufmerksamkeit in meinen Brustraum wandern, in
meinen Herzbereich …

≋

Ich fühle, wie ich aus meinem Herzen Wärme und Liebe ausstrahle
für mich selbst …

≋

Sanft und liebevoll schließe ich meine Arme einmal schützend um
meinen Oberkörper.
Ich umarme einmal *mich selbst* voller Liebe.

Ich fühle, wie ich mir selbst Schutz, Liebe und Geborgenheit
schenke mit dieser Bewegung,
mich selbst zu umarmen.

≋

Ich lege meine Arme jetzt wieder ganz entspannt ab.
Und ich lasse meine Wärme, Liebe und Zärtlichkeit
meinen ganzen Körper erfüllen.

Meine zärtliche Liebe erwärmt meinen Körper …

≋

Ich stelle mir vor, dass mein Herz wie eine warme Sonne durch
meinen Körper strahlt.

≋

Und jetzt lasse ich fünf Sätze wie ein Echo
in meinem Geist nachklingen:

Erstens: »Ich fühle mich wertvoll.«

Zweitens: »Ich bin liebenswert.«

Drittens: »Ich sage aus vollem Herzen JA zu mir.«

Viertens: »ICH BIN SO GERNE ICH!«

Und fünftens: »Ich liebe mich. – Ich liebe mich
von ganzem Herzen.«

≋

Und jetzt genieße ich einfach das Gefühl, mich selbst
aus tiefstem Herzen zu lieben!

≋

Ich werde jetzt jeden Morgen beim Aufwachen
und abends vor dem Einschlafen
mit einem tiefen Atemzug den Satz denken:
»Ich liebe mein Ich.«

≋

Ich fühle diese Liebe zu meinem Ich, zu meinem eigenen *Da-Sein*.
Und ich erlaube mir, meine Selbstliebe
noch einige Minuten zu genießen,
in meiner Liebe zu mir selbst noch ein bisschen zu baden.

 Sechste Meditation: Die machtvolle
»Sonnenmeditation« (Track 4)

Die folgende Meditation ist sehr wirkungsvoll, vor allem, wenn Sie
bereits etwas Meditationspraxis haben. Das klare, strahlende Sonnenlicht ist das kraftvollste Symbol und der machtvollste Archetypus
zur inneren Heilung und Glückseligkeit. Der Buddhismus setzt das
»Klare Licht« sogar mit dem höchsten Göttlichen gleich.

Dies ist eine intensive Meditation, die in aufrechter Sitzhaltung mit geradem Rücken praktiziert werden sollte. In Ihrer Fantasie lassen Sie sich nun hintereinander von mehreren strahlenden Sonnen heilend bis in jede Faser Ihres Seins durchlichten.

Sonnenmeditation

Ich sitze gerade und aufrecht.
In dieser aufrechten Sitzhaltung entspanne ich meinen Körper,
lasse die Schultern locker
und atme einige Male tief auf.

≋

Meine Arme sind weich und locker und warm durchströmt.

Auch meine Beine sind locker, weich, entspannt und wohlig warm
durchströmt.

≋

Ich lasse meine Fantasie ein bisschen spielen,
und ich stelle mir vor, wie eine *erste, strahlend klare Sonne, eine
Heilungssonne,* auf mich herabsinkt.

Ich bin gebadet in herrlichem, Leben spendendem Licht.

Dieses klare Sonnenlicht durchflutet meinen Körper –
wohltuend ... und heilend.

Nährende, leuchtende Heilungsenergie erfüllt jetzt alle meine
Körperzellen mit Gesundheit und mit Lebenskraft.
Mein Körper scheint zu leuchten, all meine Zellen vibrieren
vor Lebenslicht.

≋

Eine *zweite Sonne* sinkt auf mich herab.
Diese Heilungssonne vermag meine Seele mit Licht
zu durchstrahlen und zu heilen.
Die leuchtende Heilungsenergie dieser Sonne löst alle alten Verletzungen, Ohnmachtsgefühle oder Frustrationen in meiner Seele auf.

Meine Seele ist von leuchtendem Frieden erfüllt.

≋

Golden und strahlend und warm sinkt die *dritte heilende Sonne*
auf mich herab.
Ich erlaube dieser Sonne, ganz in mich hineinzusinken
und meinen Brustraum, mein Herz, mit goldener, leuchtender
Liebe zu durchstrahlen.

Ich stelle mir vor, wie diese goldene Sonne
in meinen Herzraum und Brustraum sinkt.
Und ich erlaube meinem Herzen, dieses Leuchten aufzunehmen.

Diese Sonne schenkt mir Heilung und Erleuchtung
meines Herzens.

Das goldfunkelnde Licht lässt ein glückliches Gefühl in meinem Brustraum entstehen.

Warm und sonnig strahlt diese dritte Sonne in meiner Brust.

≥

Die *vierte leuchtende Sonne* sinkt auf mich herab,
und diese Sonne durchstrahlt meinen Geist frisch und klar.

Dieses gleißende Sonnenlicht bringt Wachheit, Intelligenz und
Bewusstheit zum Strahlen in meinem Geist.

Mein Bewusstsein, meine Intelligenz und meine Wachheit
werden von dieser Sonne mit klarem,
gleißendem Licht erfüllt und aufgeladen.

≥

Die *leuchtende fünfte Sonne* sinkt auf mich herab.

Dieses Leuchten umhüllt meinen Körper und mein gesamtes
Da-Sein mit sonnigem Schutz.

Das Licht umhüllt mich strahlend weiß, friedlich und schützend.

≥

Ich lasse das Leuchten der Heilungssonnen einfach nachwirken.
Ich nehme mich selbst wahr und ich genieße mein Sein.
Ich nehme meine friedliche, wache Bewusstheit wahr.

Siebte Meditation: »Freundlichkeitsmeditation«, das »Gegengift« zur Depression (Track 5)

Diese Meditation braucht im Grunde genommen nur einen einzigen Kommentar. Er lautet: »Liebe heilt.«

Damit ist in erster Linie gemeint, so selbstlos wie möglich zu lieben. Denn das können wir ohne Weiteres aus der Qualität des eigenen Herzens freisetzen, ohne äußere Hilfe oder Bedingungen. Denn Liebe ist das Potenzial eines jeden Herzens.

Liebe zu empfangen ist natürlich wunderschön, aber wir haben auch die Erfahrung gemacht, dass dieses Glück kommt … und wieder geht. Beständige Liebe zu empfangen ist ein Wunschtraum.

Manchmal wird uns Liebe geschenkt, und das ist herrlich. Aber vergänglich. Liebe zu geben ist uns jedoch unser Leben lang möglich. Tatsächlich ist nichts beglückender und heilender, als diese »Glücksquelle« mitten in der eigenen Brust zu erwecken und strahlen zu lassen. Sie können es regelrecht körperlich spüren, wie es mitten in Ihrem Brustraum warm wird, bei manchen ist aber auch das Empfinden eines frischen Windhauchs wahrnehmbar – stets verbunden mit einem Gefühl von innerer Weite, Frieden und Glück.

Das Herzzentrum ist Ihre echte »Schatztruhe«. Wird es jedoch durch Hass, Selbstabwertung, Bitterkeit oder andere destruktive Empfindungen blockiert, erlebt sich das Individuum als getrennt, allein und trübsinnig (im schlimmsten Fall depressiv). Diese Körper- und Seelenregion ist für uns also elementar wichtig, wenn wir glücklich sein wollen – und das möchten wir schließlich, genauso wie jedes Lebewesen das möchte.

Ursprünglich entstammt die Freundlichkeitsmeditation dem Buddhismus. Sie begleitet buddhistische Meditationen, indem die Meditierenden alle fühlenden Wesen wohlwollend einbeziehen, mit liebevollen Wünschen und Widmungen.

Als einzelne Meditation wird sie im Theravada-Buddhismus »Metta-Praxis« genannt und kultiviert gezielt liebevolle Gedanken und Wünsche. Darüber sorgt sie für eine freundliche und herzliche Gesinnung und erschließt die Glücksquelle im eigenen Herzbereich. Auch die viel zitierte »buddhistische Gelassenheit« entspringt genau diesem friedlichen Wohlwollen gegenüber allen Mitgeschöpfen.

Kultiviert und stabilisiert man diese positive Gesinnung, spürt man bald die innere Harmonie und Gelassenheit, die daraus erwächst. Wer in den Genuss täglich anwachsender innerer Freude und glücklicher Gelassenheit kommen möchte, praktiziert diese Meditation jeden Tag, am besten zu Tagesbeginn.

Sie finden daher in der folgenden Meditation eine dementsprechende Übung, das Herz- und Seelenzentrum zu aktivieren und zu harmonisieren. Wir nennen diese Methode hier einfach die »Freundlichkeitsmeditation«. Sie ist einfach und wirkt fast schlicht – aber sie hat es in sich! Wenn Sie das kaum glauben mögen und Ihnen das zu vielversprechend erscheint, dann schauen Sie doch einmal in den Anhang dieses Buches. Dort finden Sie die äußerst positiven und motivierenden Forschungsergebnisse, die Neurowissenschaftler insbesondere zu dieser Meditationsart – der Metta-Praxis – zusammengestellt haben.

Aber noch viel überzeugender ist es, es selbst auszuprobieren. Denn nur darüber können Sie feststellen, *dass es nicht möglich ist, freundliche und liebevolle Gedanken für sich selbst und andere zu hegen und gleichzeitig depressiv zu sein!*

Es handelt sich tatsächlich um ein hochwirksames »Gegengift«, eine Alchemie zur Umwandlung der trüben in heitere Stimmung und in souveräne Gelassenheit.

Und warum ist das so?

Das funktioniert nur deshalb, weil es Ihrer wahren und innersten Natur entspricht. Diese wahre innerste Natur ist bei vielen Menschen überlagert, überdeckt von Ärger, Verspannungen, finanziellen Angelegenheiten oder Frustrationen.

Doch die innerste Natur kann selbstverständlich wiederentdeckt und freigelegt werden. Dann erkennen Sie, wie natürlich es ist, aus der wahren innersten Natur heraus liebevoll zu denken und zu fühlen – mitzufühlen, mitzuleiden und sich mitzufreuen. Aus unserem innersten Wesenskern sind wir alle zutiefst wohlwollend, wir freuen uns mit anderen und helfen, Leiden zu lindern.

Zuerst denkt man: »*Ich* möchte glücklich sein«, und wünscht auch den eigenen Kindern, dass sie glücklich sind. Dann wünscht man den nahen Angehörigen, dass auch sie glücklich und gesund sind. Das ist so weit noch nicht ungewöhnlich. Aber dann geht es weiter, wenn man ein großes Herz hat – oder sich das Herz weitet. Irgendwann mag man niemanden mehr leiden sehen. Und eines Tages gönnt man es jedem fühlenden Wesen, dass es glücklich und frei ist. Der Wunsch, selbst glücklich zu sein, dehnt sich wie von selbst immer weiter aus auch auf andere Wesen, für die man zunehmend Empathie entwickelt. Auch die Neigung, sich am Happy End eines Films zu erfreuen, entspringt genau dieser jedem Herzen innewohnenden freundlichen Güte. Das innerste Ich gönnt von Natur aus Glück.

Freundlichkeitsmeditation

Ich nehme eine bequeme Sitzhaltung ein
und komme innerlich zur Ruhe,
indem ich meinen Körper entspanne.
Zuerst lasse ich die Schultern und die Arme
ganz locker und weich werden.
Auch meine Beine sind locker und entspannt
bis in die Füße hinab.

Ich beobachte meinen Atem.

Ich spüre das seidige Fließen des Atems in meiner Nase.

Und ich fühle auch, wie sich meine Bauchdecke
mit jedem Atemzug ein wenig hebt und senkt.

≋

Ich komme zu meiner *ersten Meditationsphase*
des liebevollen Wünschens.
Das erste Ziel der liebevollen Wünsche bin ich selbst.

≋

Wie ein Echo klingen die drei freundlichen Wünsche
in meinem Geist nach.

Erstens: Möge ich sicher, geschützt und in wohligem Frieden sein …

Zweitens: Möge ich gesund und voller vitaler Energie sein …

Drittens: Möge ich glücklich sein …

❧

In der *zweiten Phase* schenke ich diese Wünsche einem Menschen,
den ich liebe.

Dabei denke ich freundlich und liebevoll an diese Person
und sehe den Menschen gesund, fröhlich, lächelnd
in strahlendem Sonnenlicht.

*Erstens: Möge dieser Mensch sicher, geschützt
und in wohligem Frieden sein …*

Zweitens: Möge dieser Mensch gesund und voller vitaler Energie sein …

Drittens: Möge dieser Mensch glücklich sein …

❧

In meiner *dritten Phase* lenke ich meine Aufmerksamkeit auf einen
Menschen, den ich zwar kenne, aber der wenig wichtig ist
in meinem Leben.
Ein Mensch, den ich nur flüchtig kenne.
Und auch diesem Menschen sende ich heilende, schöne Bilder.

*Erstens: Möge dieser Mensch sicher, geschützt
und in wohligem Frieden sein …*

Zweitens: Möge dieser Mensch gesund und voller vitaler Energie sein …

Drittens: Möge dieser Mensch glücklich sein …

≋

Wenn ich mich in meiner Freundlichkeit und Herzlichkeit jetzt
stabil genug fühle,
dann – und nur dann – lenke ich in der *vierten Phase*
die Aufmerksamkeit auf einen Menschen, den ich *nicht* mag,
über den ich mich vielleicht geärgert habe oder auf den
ich neidisch bin.
Vielleicht brauche ich dafür etwas Willenskraft, um dieser Person
aufrichtig die freundlichen Wünsche zu schenken.
Wenn mir das aber nicht gelingen will,
nehme ich eine beliebige andere Person.

*Erstens: Möge dieser Mensch sicher, geschützt
und in wohligem Frieden sein …*

Zweitens: Möge dieser Mensch gesund und voller vitaler Energie sein …

Drittens: Möge dieser Mensch glücklich sein …

≋

Und zum Schluss ruhe ich in dem Strahlen meiner Herzlichkeit
und ich genieße mein stilles klares Bewusstsein.

≋

Wie die tibetischen Mönche es immer praktizieren, wünsche ich
abschließend dem gesamten Planeten Liebe und Frieden:

Mögen alle fühlenden Wesen sicher,
gesund und glücklich sein.

Achtsamkeit

Wir haben uns wohl alle schon einmal über Donald Duck amüsiert,
nicht wahr? Wir mögen es, wie cholerisch, spontan und tollpatschig
er sich schnatternd und lamentierend von einem Desaster ins nächste
manövriert. Wir lieben Donald, weil er das Unperfekte in uns so
hinreißend komisch verkörpert und dabei nie aufgibt. Er ist ja noch
viel schlimmer als wir selbst in unseren chaotischsten Momenten – herrlich!

Zum Glück hat Donald Duck niemals die Achtsamkeitsmeditation praktiziert, sonst wäre das hochemotionale, liebenswert-chaoti-
sche Element seines Wesens sicher verloren gegangen. Auch wenn er
dann die gleiche Nonchalance, Souveränität und Eleganz seines ewi-
gen Konkurrenten Gustav Gans besäße – wir fänden ihn auch ebenso
langweilig.

Doch falls wir selbst eigene Donald-Duck-Komponenten besitzen und ein wenig veredeln wollten, würde sich nichts besser dazu
eignen als ebenjene Achtsamkeitspraxis. Achtsamkeitsmeditationen
wirken nämlich wunderbar friedvoll, zentrierend, heilend und wohltuend.

Diese Art von Meditation wurde ursprünglich von tibetischen Mönchen zur inneren Zentrierung und Beruhigung des Geistes entwickelt. Im Theravada-Buddhismus wird sie »Vipassana-Meditation« genannt und dient der Zentrierung und inneren Ruhe. Die tibetischen Mönche haben vorzugsweise den eigenen Atem oder auch das langsame Gehen für die Vipassana-Meditation genutzt.

Diese Praxis eignet sich am besten, nachdem die Tristesse einer Depression überwunden wurde und man glücklichen Herzens wieder »ins Leben zurückgekehrt« ist. Dann intensiviert diese einfache Meditation das Selbstbewusstsein und führt zu einer tiefen klaren Seelenruhe. Auch als Vorbeugung oder Rückfallprophylaxe einer Depression ist die Achtsamkeitspraxis gut geeignet und wird mittlerweile von vielen Therapeuten in die Behandlung integriert.

Die Achtsamkeitsmeditation führt – wie die Metta-Meditation – zum wahren innersten Selbst, der Quelle Ihres Lebensglücks. Achtsamkeitsmeditationen vermögen das Selbstbewusstsein und die eigene Präsenz zu intensivieren. Wenn Sie Ihren Geist so weit geschult haben, dass Ihnen ein ruhiges Verweilen bei Ihrem Meditationsobjekt (im Folgenden wird das Ihr Atem sein) möglich geworden ist, können Sie diese Selbstverwirklichung vertiefen, indem Sie die Aufmerksamkeit auf die eigene Bewusstheit ausrichten.

Es geht dabei um den jetzigen Augenblick. Normalerweise kann unser Verstand mit dem gegenwärtigen Augenblick nicht viel anfangen. Der Verstand definiert den aktuellen Moment gern als »langweilig«. Denn er beschäftigt sich viel lieber emsig damit, die Vergangenheit zu analysieren oder die Zukunft zu planen.

»Was mache ich denn als Nächstes?«, lautet eine seiner Lieblingsfragen. Oder er kramt hervor, was Person X gestern gesagt hat, was wir geantwortet haben und was wir stattdessen vielleicht besser hätten sagen sollen. Dann erinnert er uns an das Kompliment von heute Vormittag und lässt uns dabei versonnen vor uns hin lächeln.

Mit diesem Hin-und-her-Springen lenkt er uns ständig vom gegenwärtigen Dasein ab. Vom Ich-Gefühl. Vom gemütlichen und gelassenen Ruhen in der eigenen Präsenz. Denn indem wir gedanklich dauernd woanders unterwegs sind, erleben wir die eigene Präsenz nicht mehr, wir sind von der Ich-Wahrnehmung abgelenkt. Wir verpassen den wunderbaren Genuss, uns selbst intensiv wahrzunehmen.

Auch was der gegenwärtige Moment, das Hier und Jetzt, uns zu bieten hätte, entgeht uns. Zerstreut verpassen wir viele Gelegenheiten für ein erfüllendes Erleben dessen, was gerade um uns herum geschieht.

Bei der folgenden Grundübung lenken wir die Achtsamkeit erst einmal auf den Atem. Das ist wohltuend, einfach und entspannend. Und es holt uns zu uns selbst und in den jetzigen Augenblick – in den Jetzt-Moment des aktuellen Atemzugs.

Diese Achtsamkeitspraxis[*] üben Sie am besten zunächst in entspannter Zurückgezogenheit, später können Sie sie auch im Alltag immer und überall zur Zentrierung und für Ihre innere Gelassenheit einsetzen.

Womit Sie beim Üben aber zuerst einmal rechnen müssen, sind Millionen von Gedanken, die auf Sie einprasseln, die Sie ablenken, die Sie in innere Monologe verwickeln …

… und das ist ganz normal!

---

[*] Mehr zur Praxis und zu den Wirkungen der Achtsamkeitsmeditationen in *Mit Achtsamkeit zum inneren Glück* von Gabriele Rossbach (Beltz Verlag)

Um die Gedankenaktivität bei der Achtsamkeitspraxis ein wenig zu beruhigen, dürfen wir mit kleinen Tricks beziehungsweise mit simplen Konzentrationshilfen arbeiten.

In der alten indischen Weisheitslehre gibt es in diesem Zusammenhang die Geschichte von einem Elefanten, der furchtbar ruhelos war, sein Führer konnte nicht mit ihm arbeiten, weil er kaum zu lenken war und ständig rastlos mit seinem Rüssel nach rechts und links schwang. Der Mann verzweifelte fast, weil sein Elefant immerzu alle möglichen Gegenstände packte und herumwarf und für dementsprechenden Ärger sorgte. Da gab der Elefantenführer dem Tier eine schwere Eisenkette zu tragen. Sobald der Elefant diese Kette in seinem Rüssel trug, kam er zur Ruhe. Er trug seine Kette, war einfach zu lenken, zog auch schwere Lasten ruhig hinter sich her und griff nach nichts anderem mehr.

Ganz ähnlich geben wir unserem unruhigen Verstand die Aufgabe, den Atem nicht einfach nur zu beobachten, sondern zusätzlich die Atemzüge zu zählen. Immer wieder bis zehn, jeweils eine Zahl pro *Aus*atmung.

Es werden sich aber trotzdem immer noch ablenkende Gedanken einmischen und den Geist vollplappern.

Was tun wir? Wir geben dem unruhigen Verstand noch eine Kette dazu! Keine schwere Eisenkette natürlich, sondern eine Perlenkette. Das kann einfach irgendeine beliebige Perlenkette sein oder, wenn Sie es traditionell meditativ mögen, eine indische oder tibetische »Mala«, eine Holzperlenkette. Diese Kette lassen Sie dann durch Ihre Finger gleiten – immer eine Perle pro Atemzug. Weiterhin bis zehn zählend bei jedem Ausatmen. Dann die nächsten zehn Perlen … und so weiter.

An Tagen, an denen die mentale Aktivität auch dadurch immer noch nicht zur Ruhe kommt, weil wir vielleicht extrem gestresst, verärgert oder aufgeregt sind, ziehen wir zusätzlich noch ein drittes Register: Bei außergewöhnlich heftiger innerer Unruhe wird die jeweilige Zahl zusätzlich leise gemurmelt oder geflüstert.

Üben Sie die Achtsamkeit auf den Atem am besten möglichst jeden Tag, vielleicht zehn Minuten oder länger.

Probieren Sie es aus. Was so simpel klingt, ist eine wahrhaft entspannende Wohltat für Ihren Körper und für Ihren Geist. Diese Fokussierung des Geistes und seine beharrliche Ausrichtung auf den eigenen Atem wird Ihnen ein wunderbar tiefes, friedvolles Selbstgewahrsein schenken. Diese Achtsamkeitsübung ist zudem so tiefenentspannend, dass sie Ihnen abends auch zum baldigen Einschlafen verhelfen kann.

Achte Meditation:
Achtsamkeitsmeditation

»Achtsamkeit bedeutet, dem Augenblick
bewusst Aufmerksamkeit zu schenken.«

Jon Kabat-Zinn

Ich atme ungezwungen, entspannt und ruhig.
Ich brauche den Atem nicht zu verändern oder zu kontrollieren.
Ich bemerke einfach nur, dass sich meine Bauchdecke
beim Atmen leicht hebt und senkt.

Ich sitze bequem und zähle jede Ausatmung,
immer wieder bis zehn.
Bei jeder Zahl gleitet die Kette zwischen meinen Fingern
eine Perle weiter.
Ich flüstere die jeweilige Zahl.

Zentrierung im Ich und im Selbst-Bewusst-Sein

*»Stille ist nicht bloße Verneinung von
Gedanken und Regungen, sondern etwas
Positiveres, als du dir vorstellen kannst.
In dieser schweigenden Stille wurzelt
Gott, wurzeln die Erlösten.«*

Ramana Maharshi

Die folgenden Zentrierungsmeditationen bringen uns mit dem uns
innewohnenden Sein, dem gegenwärtigen Moment und dem innersten Selbst in Kontakt.

Der natürliche Zustand des Geistes besteht in einer heiteren Ruhe.
Darüber hinaus registrieren wir eine wache Präsenz und Bewusstheit,
die sich klar und frei anfühlt. Daher brauchen wir nichts zu erzeugen
und nichts zu erlernen! Wir brauchen nur einmal bewusst wahrzunehmen, was *ist*.

Die Frage nach dem Ich

Wer bin ich eigentlich? Eine schwierige Frage! Wir kultivieren viele Urteile über die eigene Person und verpassen uns »Etiketten«, die mit unserem wahren Selbst wenig zu tun haben. Wir denken über uns vielleicht etwas wie »Ich bin schüchtern/eitel/sportlich/ehrgeizig/ nett« und so weiter, »Ich fahre einen Ferrari!« oder »Ich habe zu wenig Geld«, »Ich fühle mich unterlegen«, »Ich bin stolz auf mich« und dergleichen. All das beschreibt Äußerlichkeiten, die nichts mit der inneren Bewusstheit zu tun haben. Manchmal sind diese Beurteilungen angenehm und manchmal unangenehm, in jedem Fall sind sie flüchtig und oberflächlich. Solche Etiketten hindern uns daran, die Fülle des Lebens zu erkunden, sie begrenzen uns in vielerlei Hinsicht und engen unser Selbstbild und die Lebensplanung ein.

Der große indische Weise Ramana Maharshi hat eine simple, aber effiziente Methode entwickelt, die überkonfessionell und sachlich vorgeht. Er nannte diese meditative Reflexion einfach »Selbsterkundung«. Sie enthält die Rückbesinnung auf das innerste Selbst. Das Instrument dieser Selbsterkundung sind zielgerichtete Fragen, die wir im Geist auftauchen lassen, zum Beispiel »Wer erlebt diese Situation?«, »Wer fühlt das aktuelle Gefühl?« und »Was ist mein Geist?« – bis hin zu der Kernfrage: »Wer bin ich?«

Bei dieser Selbsterkundung ist nicht zu erwarten, dass rationale, mentale Antworten auf solche Fragen auftauchen. Vielleicht werden Sie zunächst irritiert sein und denken: »Da ist ja gar nichts.« Oder: »Ich finde niemanden!« Mit solchen Eindrücken sind Sie aber auf der richtigen Spur! Verfolgen Sie einfach Ihre Forschung nach dem »Wer«

weiter, Sie dringen damit subtil immer tiefer in Ihren eigenen Geist vor, in Ihr *Sein*, in Ihr innerstes Selbst.

Sie finden im Folgenden zwei Meditationen dazu. In der ersten widmen Sie sich der Gegenwart, dem Jetzt-Moment, von dem der Verstand immer ablenkt. Das wird Ihnen Ruhe und geistige Entspannung schenken.

Neunte Meditation: »Jetzt-Moment«

Jetzt-Moment

Ich nehme mir fünf Minuten Zeit und sitze bequem aufrecht.
Ich entspanne den ganzen Körper.
Friedlich atme ich auf.
Ich atme bis tief in den Bauch hinein.
Aus meinem normalen Alltag tauche ich auf –
in meine stille »Gegenwärtigkeit«.

≋

Wenn Gedanken auftauchen,
lasse ich diese immer wieder los,
wie Wolken, die über den Himmel ziehen.

≋

Ich bin wie der Himmel, meine Gedanken sind bloß
wie flüchtige Wolken.
Solche Gedanken-Wolken sind jetzt unwichtig,

lieber spüre ich endlich einmal mein *Sein*.
Mein *Sein* erstrahlt wie der endlose Himmel,
zeitlos.

Meine Aufmerksamkeit richtet sich ganz auf den jetzigen
Moment.
Nun existiert für mich weder Vergangenheit noch Zukunft.
Ich bin im JETZT.
Ich nehme nur den JETZT-Moment wahr.
Mein Bewusstsein genießt das JETZT und ruht sich darin aus.

Zehnte Meditation: »Ich und Selbst-Bewusst-Sein«

Sie bekommen jetzt eine angenehme kleine Hilfe für die folgende
Meditation. Das wird es Ihnen leicht machen, sich zu sammeln und
zu zentrieren: Vor der Meditation schreiben Sie bitte die unten aufgeführten selbstreflektierenden neun Fragen einzeln auf neun Notizzettel.

Diese Zettel halten Sie in den Händen, wenn Sie sich entspannt
zum Meditieren hinsetzen. Diese neun Notizzettel helfen, gedanklich beim Thema zu bleiben, denn die Gedanken schweifen ja bekanntlich gern ab.

Richten Sie Ihren Blick, sobald Sie dieses Abschweifen der Gedanken bemerken, auf Ihren Zettel mit der aktuellen Frage. Schenken
Sie jeder Frage am Anfang nur ein bis zwei Minuten.

Wenn Ihnen diese Praxis gefällt, dehnen Sie die Zeitdauer pro Frage einfach aus, solange Sie mögen.

Es sind scheinbar unbeantwortbare Fragen! Aber bleiben Sie locker und ruhig und übergeben Sie die Fragen einfach an Ihren Geist. Auch wenn sicher keine klare rationale Antwort auftaucht, so werden Sie doch bald eine Zentrierung wahrnehmen. Vielleicht sogar schon die Stille und Klarheit Ihres Bewusstseins.

Ich und Selbst-Bewusst-Sein

Ich sitze aufrecht, aber bequem. Ich komme innerlich zur Ruhe. Ich entspanne meinen Körper mit tiefem Ausatmen. Ich habe meine neun Zettel mit den Fragen in den Händen, von denen ich jede Frage mindestens eine Minute auf meinen Geist wirken lasse:

»*Wer* fühlt das aktuelle Gefühl?«
»*Wer* denkt diese Gedanken?«
»*Wer* beseelt diesen Körper?«
»*Wer* ist die Beobachtungsinstanz in mir?«
»*Wer* erlebt die momentane Situation gerade?«
»Was und wo ist mein Geist?«
»*Wer* erlebt das *Jetzt*?«
»Was und wo ist mein *Ich*?«
»*Wer bin ich?*«

Selbsttherapie und natürliche Antidepressiva

Das Resonanzprinzip nutzen

*»Das Universum richtet nicht über mich,
es schenkt mir nur die Resonanz auf
meine Art zu sein.«*

Anonym

Neben den Meditationen, die für Wohlbefinden sorgen und unseren Heilungsprozess unterstützen, werden wir aber noch weitere Register ziehen, die zum inneren und äußeren Glück beitragen. Hierzu gehört unter anderem die Beachtung des Resonanzprinzips.

Hinter dieser schicken Bezeichnung verbirgt sich die altbekannte Weisheit »Wie man in den Wald hineinruft, so schallt es heraus.« Das ist nur scheinbar ein profaner alter Spruch. Tatsächlich handelt es sich hier um ein zeitloses, machtvolles Prinzip! Um eine Wechselwirkung, die einen starken Einfluss auf Ihre soziale Einbindung und darüber rückwirkend auf Ihr Befinden ausübt. Das Leben selbst steht in Resonanz mit uns. Durch die Art, wie wir sind, senden wir Energien aus, die irgendwann ein Echo, eine Resonanz zurückkehren lassen.

Die Beachtung des Resonanzprinzips kann ganz besonders hilfreich für Menschen sein, die zu depressiven Stimmungen neigen. Depressive Persönlichkeiten berichten nämlich auffallend häufig, dass angeblich niemand sie mag. Es gibt sicherlich unterschiedliche Gründe für eine Depression, doch der zu Depressionen neigende Mensch ist häufig jemand, dem es vermeintlich – oder tatsächlich – an Akzeptanz, Respekt und Sympathie vonseiten des Umfelds fehlt.

Hakt man nach, stößt man hier auf komplexe Wechselwirkungen. Es stellt sich also die Frage: Wie kann ich mein Umfeld, mein eigenes Resonanzfeld, zum Positiven verändern? Würde mich ein positiveres Umfeld – also eins, bei dem mich meine Mitmenschen stärker integrieren, mehr lieben, wertschätzen, loben und respektieren – glücklicher machen?

Falls Sie diese Frage mit Ja beantworten, dann checken Sie doch einmal Ihren »sozialen Kontostand«. Bei depressiven Menschen finden sich hier häufig zwei Extreme.

Die erste Version besteht darin, dass der soziale Kontostand zu weit im Plus ist. Das bedeutet, dass der Depressive sich zu sehr ausnutzen lässt, oft übervorteilt wird und nicht Nein sagen kann. Dennoch – beziehungsweise deshalb! – erhält er keine Dankbarkeit und vor allem keinen Respekt.

Dagegen befindet sich ein sozialer Kontostand im Minus, wenn die Person ihr soziales Umfeld überstrapaziert. Beispielsweise indem sie sich oft beklagt, jammert, Schuld zuweist, streitet oder alles ständig negativ bewertet. Oder auch, indem zu oft Zuwendung, Aufmerksamkeit, Hilfe und Aufmunterung für die eigene Person eingefordert wird. Auch diese Version – des sozialen Minuskontos – wirkt sich für den Betreffenden sehr ungesund aus, weil sie ebenfalls das eigene Selbstwertgefühl vermindert und die Wertschätzung der Umgebung drosselt. (»Spaßbremse« ist noch eine der harmloseren Bezeichnungen, die manchmal genervt geäußert werden.)

Sobald eine Persönlichkeit mit depressiver Neigung jedoch positiv mit dem Resonanzprinzip arbeitet und den eigenen »sozialen Kontostand« ausgleicht, wirkt sich das ebenso positiv auf das eigene Selbstwertgefühl und die Stimmung aus. Indem Sie nämlich für andere angenehm und bereichernd wirken, ohne sich ausnutzen zu lassen, bekommen Sie in der Regel ein freundliches und herzliches Feedback, das Ihr Selbstbewusstsein und Ihr Lebensgefühl deutlich steigert.

Für diesen Ausgleich des sozialen Kontos können Sie kleine Tricks nutzen:

Strategie 1 eignet sich für den Typus des oft Ausgenutzten, wenig Respektierten.

»Könntest du mir nächste Woche beim Umzug helfen?«, wird diese Persönlichkeit von einem entfernten Bekannten freundlich gefragt.

»Ja, na klar. Gern! Wann denn?«, antwortet der allzu nette Mensch geflissentlich, während er in Wirklichkeit denkt: »Aber ich wollte nächstes Wochenende doch eigentlich …«

»Wie könnte ich denn hier Grenzen ziehen, ohne mich unbeliebt zu machen?«, mag dieser Mensch sich voller Selbstzweifel fragen.

Es gibt dazu eine simple Methode, nämlich die Methode des netten Neinsagens. Üben wir das anhand eines Beispiels. Angenommen, Sie als allzu gutmütiger Zeitgenosse werden von diesem entfernten Bekannten freundlich gefragt, ob Sie ihm beim Umzug helfen. Sie haben weder Veranlassung noch Lust oder Zeit dazu, würden aber normalerweise trotzdem sagen »Ja, gut. Wann soll das stattfinden?« Das wäre natürlich ganz falsch! Um eine Bitte angemessen und freundlich abzulehnen, ohne dass der andere daran etwas aussetzen kann, können Sie ihm die »freundliche Dreifachantwort« geben, und die sähe etwa wie folgt aus:

1. Zuerst geben Sie eine nette Äußerung von sich: »Finde ich gut, dass du eine schöne neue Wohnung gefunden hast!«
2. Nun wird die Ablehnung platziert, aber unbedingt ohne Begründung! Denn eine Begründung ermöglicht eine Diskussion und kann Sie angreifbar machen. Daher sagen Sie also einfach nur: »Leider kann ich nicht.« Punkt, Ende der Ansage.
3. Sie geben nun einen netten »Sahneklecks« auf die Ablehnung, was sehr freundlich wirkt. Nämlich einen Lösungsvorschlag, zum Beispiel: »Ich kenne aber Jugendliche, die sich immer gern etwas dazuverdienen. Vielleicht könntest du mit deren Hilfe gegen einen kleinen Obolus den Umzug managen.«

Damit haben Sie auf eine sehr souveräne und freundliche Art abgelehnt. Niemand würde das kritisieren können.

Strategie 2: Gehören Sie aber eher zu den Persönlichkeiten, die andere oft strapazieren, ist es genau umgekehrt. Hier könnte es eine Option sein, viel öfter seine Hilfe anzubieten. Oder irgendjemandem eine kleine Aufmerksamkeit zu schenken. Komplimente zu machen oder Lob auszusprechen, statt zu nörgeln oder zu klagen. Vielleicht auch mal ein »Dankeschön!« zu äußern, das längst fällig wäre. Gerade jenen Menschen gegenüber, die uns sehr nahestehen, vergessen wir so etwas oft oder halten es nicht für nötig.

Wenn Sie Ihr Verhalten vor dem Hintergrund des Resonanzprinzips untersuchen, stellen Sie sich am besten folgende Fragen: Haben Sie sich schon einmal überlegt, wie Sie auf andere Menschen in Ihrem Umfeld wirken? Sind Sie wohltuend und angenehm? Oder wirken Sie eher anstrengend? Oder dominant, fordernd und reizbar? Wie fühlt sich Ihr Gegenüber mit Ihnen? Fühlt es sich wohl, akzeptiert, respektiert und gemocht? Oder genervt, überfordert, unterschätzt oder missgestimmt?

Bringen Sie Menschen zum Lachen? Oder zumindest zum Lächeln? Nein? Würden Sie es mögen, wenn sich das ändert? Ganz gleich, wie unglücklich Sie sich manchmal fühlen mögen, würde es vielleicht trotzdem für eine Prise Selbstironie oder Galgenhumor reichen? Humor ist nämlich tatsächlich eines der großartigsten psychischen Selbstheilungsmittel, die es gibt. Wie sympathisch ist uns beispielsweise ein Mensch, der im Rollstuhl sitzt und, anstatt Mitgefühl und Unterstützung einzufordern, grinsend kommentiert, dass er immerhin überall einen ausgezeichneten Sitzplatz habe. Und wir sind fast ein bisschen beschämt, weil wir selbst doch oft irgendeine Kleinigkeit beklagen, die kaum der Rede wert ist.

Wie wir das Resonanzprinzip im Allgemeinen nutzen können, kann jedermann im ganz gewöhnlichen Alltag erfahren. Bestimmt haben Sie doch auch schon einmal völlig spontan und einfach aus guter

Laune heraus etwas Nettes zur Supermarktkassiererin gesagt und eine erfreulich freundliche Reaktion damit ausgelöst, oder?

Apropos Supermarkt: Neulich stand mein Einkaufswagen schon nahe vor der Kasse, aber ich musste noch mal zurück, um etwas zu holen, was ich vergessen hatte. Ich schob den Wagen beiseite und ging den Artikel holen. Als ich zur Kasse zurückkehrte, stand mein Wagen direkt am Laufband zum Auflegen. Die beiden Kundinnen hinter mir lächelten mich an und sagten »War doch in Ihrem Sinne, oder?«

Ich freute mich sehr über so viel unerwartete Freundlichkeit und äußerte das auch. Darüber freuten sich wiederum die beiden netten Damen. Jede von uns dreien war nun noch besser gelaunt als vorher.

Freundlichkeit tut uns allen einfach gut, und wir selbst fühlen uns auch wohl damit, freundlich zu sein. Es tut gut, sich gegenseitig ein wenig zu »coachen«, sich Nettigkeiten zu schenken, sich angenehm zu verhalten.

Das Gegenteil kennen die meisten von uns natürlich auch. Was macht es zum Beispiel mit der eigenen Stimmung, sich auf der Autobahn mit penetranter Lichthupe die linke Spur frei zu machen? Es gibt vermutlich Verhaltensweisen, die mehr zur eigenen Entspannung und guten Stimmung aller Beteiligten beitragen.

Ich selbst arbeite seit einer Weile an meiner Schwachstelle, nicht sofort ungeduldig zu hupen, wenn der Wagen vor mir an der Ampel nicht in der ersten Grünsekunde lospprescht. »Tiefer Atemzug! Buddhistische Gelassenheit!«, lautet mein Selbstcoaching, und es scheint sich dabei um eine interessante Langzeitstudie zu handeln.

Jedenfalls können wir alle meistens die Stimmung um uns herum ein bisschen verbessern. Versuchen wir doch mal, auch wenn es uns selbst vielleicht gerade nicht so gut geht, trotzdem mal ein Lächeln und ein ehrlich gemeintes Kompliment zu verschenken. Das kostet uns nichts, tut dem Gegenüber gut und wirkt wie ein Echo ganz erfreulich auf unsere Stimmung zurück. Gar nicht zu reden von einem kleinen Überraschungsgeschenk oder einem Blumenstrauß, den Sie zustellen lassen. Ich würde wetten, dass *Sie* sich am Ende mindestens genauso sehr über Ihre gelungene Überraschung freuen wie der Beschenkte.

Meiner persönlichen Erfahrung nach ist eines der kostbarsten Geschenke, die wir unserem Gegenüber überhaupt machen können, *freundliche Wertschätzung*, also den anderen bewusst und freundlich anzunehmen in seiner Eigenart.

Resonanz bedeutet vor allem, dass *Sie das sehen, erleben und erfahren, was Sie in sich tragen.* Das bedeutet: Wenn Sie Ihr Bild von sich selbst und Ihre Einstellung ändern, dann ändern sich auch Ihre Gefühle, Ihre Beziehungen und Ihr Leben. Hier ein vielleicht außergewöhnliches Beispiel, wie sich die innere Einstellung günstig auswirkte und positiv auf mich selbst zurückwirkte.

Gelegentlich mache ich einen Kurztrip nach Paris, um Freunde zu besuchen. Vor einiger Zeit hatte ich dort noch mal einen Abend mit ihnen verbracht und war in der Metro auf dem Heimweg zu meinem Hotel. Die Metro war ziemlich leer und an einer Station stiegen drei recht wild aussehende junge Männer zu. Sie wirkten bedrohlich mit ihren Tattoos, Piercings, den trainierten Muskeln und ihrer schwarzen Nietenkleidung. Sie pöbelten lautstark herum und kamen auf mich zu.

Einer mit schwarzer Lederkappe zückte ein Messer und forderte mich auf, ihm mein Geld und mein Handy auszuhändigen.

Aus einem undefinierbaren Bauchgefühl heraus blieb ich erstaunlich ruhig und fühlte eher eine leicht traurige Besorgtheit über das, was sie sich da an »Lebensgestaltung« einbrockten. Auf unerklärliche Art taten sie mir plötzlich leid, weil sie offensichtlich nicht im Entferntesten so glücklich waren, wie sie in ihrem jungen Alter und in dieser vitalen Lebensphase hätten sein können.

Ich antwortete wohl stirnrunzelnd so etwas wie: »Sagt mal, *das ist nicht wirklich euer Ernst, oder?*«

Sie palaverten lautstark weiter und der mit der Lederkappe fuchtelte mit dem Messer vor mir herum.

Ich bot ihnen an, ihnen mein Geld zu geben, aber nur unter einer Bedingung – wenn sie sich bis zu meiner Endhaltestelle mit mir unterhalten würden. Nach einigen wilden Drohgebärden ließen sie sich darauf ein und blieben schließlich alle drei etwas weniger lamentierend bei mir stehen. Ich erzählte ihnen ein wenig von mir, erwähnte, dass ich selbst einen erwachsenen Sohn habe, und stellte ihnen Fragen über ihre Wünsche, Pläne und ihre Situation. Auf eine verschreckte Art hörten sie zu, nicht ohne dennoch immer wieder verächtliche Bemerkungen zu machen und demonstrativ auf den Boden zu spucken.

Nach einer Weile kamen wir auf »typisch deutsche« Angewohnheiten zu sprechen und fanden damit etwas, worüber wir gemeinsam lachen konnten.

Die drei wilden Kerle entspannten sich ein wenig. Ich gab ihnen kurz vor meinem Ausstieg meine Handynummer und verabredete mich für den nächsten Tag am Gare du Nord mit ihnen. Sie waren wie besänftigt. Mein Geld und mein Handy wollten sie nun nicht mehr.

Am nächsten Tag trafen wir uns am verabredeten Ort und ich lud sie zum Essen ein. Es waren letztlich recht verstörte, alleingelassene junge Männer, die aus desolaten Familien stammten, irgendwann von der Schule geflogen waren und nun überall auf Widerstand und Ablehnung stießen.

Nach diesem Treffen hatten sie mich als Freundin definiert, und ich half ihnen, einfache Jobs in der Pariser Gastronomie zu finden.

Hätte ich in der Metro aggressiv oder verängstigt reagiert, hätte die Situation auch anders verlaufen können. Aber durch meine ehrliche mütterliche Besorgnis um die drei jungen Männer konnte ich so reagieren, dass offenbar alle drei dieses Verhalten als authentisch und wohlgesinnt erkennen konnten.

Riskant? Ein Ausnahmefall? Kann gut sein. Das soll sicher auch kein allgemeingültiges Patentrezept sein. Aber manchmal hat man trotz herkömmlicher Reaktionsmuster ein eindeutiges Bauchgefühl in einer Situation – und das führt selten in die Irre.

Wir befinden uns eigentlich immer in Resonanz mit unseren Mitmenschen, oder? Spüren Sie nicht auch, wann jemand zwar sehr freundlich tut, Ihnen in Wirklichkeit aber keineswegs freundlich gesinnt ist?

Sebastian, der IT-Spezialist unseres ersten Fallbeispiels, erwähnte einmal, dass er eine Art unsichtbare Mauer um sich spürte, die ihn isolierte und unbeliebt machte. Solch eine Resonanz entsteht auf negative innere Gefühle. Bei Sebastian waren das lange Zeit Konkurrenzdenken, Minderwertigkeitsgefühle und starke innere Anspannung. Auch wenn er sich völlig normal verhielt, fühlte sich das Gegenüber doch unwohl. Ganz anders ist unsere Resonanz auf Menschen, die von Humor und Gelassenheit erfüllt sind. In ihrer Gegenwart fühlen wir uns wohl und entspannt.

Resilienz in sechs Schritten stärken

Jeder Mensch möchte glücklich sein. Dazu stellt er bestimmte Erwartungen an das Leben und an die Umwelt. Werden diese Erwartungen häufig nicht erfüllt, entstehen meist Frustration, Wut und Bitterkeit. Manche Menschen fallen dann irgendwann in eine Krise, vielleicht konsumieren sie sogar Drogen oder werden depressiv.

Wie jeder Einzelne reagiert, hängt von seiner individuellen Lebenseinstellung ab. Resilienz bezeichnet die großartige Fähigkeit, wie ein Stehaufmännchen nach jeder Krise wieder auf die Beine zu kommen und optimistisch – wenn auch vielleicht mit gewissen Abstrichen – weiterzumachen. Ein markantes Beispiel für diese psychische Widerstandsfähigkeit ist Samuel Koch, der wagemutige junge Mann, der in der Fernsehshow »Wetten, dass …?« im Dezember 2010 so tragisch verunglückte. Obwohl er seitdem querschnittsgelähmt ist, trainiert er jeden Tag, um minimale Fingerbewegungen ausführen zu können, außerdem hält er Lesungen und Vorträge und hat trotz seiner Lähmung eine Ausbildung zum Schauspieler gemacht, die ihm seiner Extravertiertheit entsprechend Bühnenauftritte ermöglicht. Depression? Keine Spur!

Dieses und viele andere Beispiele zeigen jedoch immer wieder: *Es sind nicht die Schicksalsschläge selbst, die Depressionen auslösen, sondern es ist der Umgang mit ihnen.* Entscheidend ist die Lebenseinstellung eines Menschen und seine Haltung zu sich selbst. Neigt jemand beispielsweise dazu, die eigene Situation leicht als ausweglos zu beurteilen und sich als Versager zu fühlen, ist der Weg in die Depression nicht weit.

Die wirklichen und gravierenden Auslöser sind also ein negatives Selbstbild, fehlendes Selbstvertrauen, zu wenig Selbstliebe, Pessimismus und vor allem Selbstmitleid, das extrem lähmt und deprimiert.

Doch Resilienz lässt sich glücklicherweise lernen und trainieren! Am Anfang steht dabei eine Umentscheidung. Nämlich der Beschluss, dem Leben und den Mitmenschen ab sofort freundlicher, konstruktiver und positiver zu begegnen. Schuldzuweisungen zu unterlassen. Selbstverantwortung zu übernehmen. Selbstliebe und Selbstwertschätzung zu entfalten.

Hier sind sechs konkrete Methoden, Ihre seelische Widerstandskraft zu stärken:

1. Eine stabile Grundlage für eine solche innere Umentscheidung liefert die Meditation »Selbstliebe und Selbstwertgefühl«.
2. Vermeiden Sie Schuldzuweisungen und Selbstmitleid.
3. Denken Sie grundsätzlich problemlösend und konstruktiv. Gewinnen Sie Ihrer Situation immer das Beste ab.
4. Treiben Sie viel Sport, möglichst an der frischen Luft. Sport ist ein hervorragendes Mittel gegen Grübeleien! Ob Joggen, Wandern oder Fahrradfahren, jede Art der Aktivität mobilisiert Ihre Vitalität und Ihre psychische Stärke.

5. Nutzen Sie das Prinzip Vorfreude! Wie? Tun Sie sich etwas Gutes! Planen Sie für das nächste Halbjahr mindestens eine besondere, ungewöhnliche Aktion. Ob Städtereise, Yoga-Urlaub, Bergwanderung, Theaterbesuch, Fotokurs. Diskoabend, Einladung zu einem besonderen Abendessen, ayurvedische Massage ... einfach, was Ihnen Spaß macht.
6. Beginnen Sie etwas Neues. Manchmal hat es das Leben eines Menschen sehr positiv verändert, sich ein Tier aus dem Tierheim zu holen und verantwortlich mit ihm umzugehen. Vielleicht treten Sie einer ehrenamtlichen Organisation bei. Oder einem Sportverein. Oder Sie renovieren Ihre Wohnung ...

Die Stabilisierung der Meditationstherapie

Gefühle – ohne Zuckerguss!

Bei allem »richtigen« Denken und konstruktiver Problemlösung geht es keineswegs um eine »Friede-Freude-Eierkuchen«-Einstellung nach dem Verdrängungsmotto: »Alles ist ja immer so supertoll – egal, was passiert.«

Wir sind Menschen. Und wir haben Gefühle. Zuweilen ärgern wir uns, sind gekränkt, frustriert, traurig oder enttäuscht. Manchmal rasen wir innerlich vor Wut. Und all das ist normal und nicht ungesund. Keinesfalls müssen wir uns das Fühlen verbieten, auch nicht das Empfinden negativer und unbequemer Regungen.

Denn nichts blockiert unsere Lebensenergie mehr als die Verdrängung eines unangenehmen Gefühls. Sei es durch Beschönigen und das Aufsetzen einer rosaroten Brille, die Leugnung des Gefühls, durch selbst auferlegte Souveränität oder »Tapferkeit«. (»Nein, eifersüchtig zu sein ist uncool. Ich bin natürlich nicht eifersüchtig.«) Manche von uns sind eben sehr leidenschaftlich und emotional, und das ist völlig in Ordnung! Wenn ein Gefühl auftaucht, möchte es auch gefühlt werden!

Falls man wütend ist, muss man die Wut ja nicht gleich an jemandem auslassen. Man könnte sich stattdessen zum Beispiel seine Joggingschuhe anziehen und einen rekordverdächtigen Sprint hinlegen, bis man sich so richtig verausgabt hat. Dann kurz Atem holen und noch eine Weile weiterjoggen. Wetten, dass die Wut danach verraucht ist? Andere Entladungsstrategien sind, einen Haufen Holz zu hacken, mit grimmiger Intensität. Oder mit einem Kissen auf den Sessel zu schlagen und wütend zu brüllen, möglichst, wenn einen niemand hört.

Wenn wir uns traurig oder verletzt fühlen, dürfen wir weinen und weinen. Es aufschreiben. Uns mit einem heißen Kakao in die Sofaecke zurückziehen und sentimentale Musik hören. Ein heißes Bad nehmen und uns ins Bett legen, am helllichten Tag. Das gehört zu authentischem Verhalten und ist heilsam.

Zu unserer Selbstachtung gehört unbedingt, auf unsere Gefühle zu achten und sie angemessen zu würdigen. Dabei steigern wir uns weder in eine Emotion hinein, noch verleugnen wir sie.

Emotionen sind flüchtig, und das ist ein Grund mehr, sie zu erlauben. Wenn wir ihnen nämlich Raum geben, statt sie zu verdrängen und somit zu konservieren, lösen sie sich oft überraschend schnell von selbst wieder auf.

»Richtiges« Denken

Gibt es »richtiges« und »falsches« Denken? Es gibt zumindest Denkmuster, die einen Menschen erfolgreicher und glücklicher machen, und es gibt solche, die erfolgloser und unglücklicher machen. Wenn Sie mögen, einigen wir uns darauf, Erstere als »richtiges Denken« zu definieren, einverstanden?

Wir hatten weiter vorn im Buch einige Fallbeispiele, bei denen die Umwandlung der Denkmuster zusammen mit den heilenden Meditationen eine Art »goldenes Tor« öffneten, wo vorher depressive düstere Leere herrschte.

Roland zum Beispiel brachte mit einem Mal Wertschätzung für seine Schwester und seine Mutter auf und empfand Dankbarkeit für die alte Dame, die ihm das Leben gerettet hatte. Er vermochte am Ende sogar, seiner Exfrau zu verzeihen und selbst die Verantwortung für sein Desaster zu übernehmen. Statt seine Tage trübsinnig mit Onlinespielen zu verplempern, fand er den Mut, etwas Neues zu starten. Und es verging gar nicht so viel Zeit, bis aus dem suizidgefährdeten Depressiven ein lebensfroher, zukunftsorientierter und sogar verliebter Mensch wurde.

Sophia, die Galeristin, änderte ihre Werturteile über sich, ihre Familie und ihre Vorfahren. Plötzlich waren Wertschätzung und Dankbarkeit möglich, Empfindungen, mit denen sich das Leben wieder sonnig und freudig anfühlt.

Auch die anderen Personen, die ihren Durchbruch ins Lebensglück vollzogen, taten dies aus der eigenen Seele und dem eigenen Selbst heraus, aus ihrem tiefsten Inneren, aus dem sie wieder positive Empfindungen freisetzten.

Die Meditation ist dabei von unschätzbarem Wert. Denn sie öffnet Ihr Unterbewusstsein, um daraus wieder sonnige Lebensfreude und Motivation auftauchen zu lassen. Wie von selbst entsteht ein freundliches und gutmütiges Denken, das den inneren Heilungsprozess stabilisiert.

Wenn Sie dauerhaft glücklich sein möchten, checken Sie am besten Ihr eigenes Denken auf solche destruktiven Muster, die einem selbst kaum noch auffallen, weil man seit Jahrzehnten daran gewöhnt ist. Hier sind – als Fragen formuliert – vier weitverbreitete glücksverhindernde Eigenschaften aufgezählt:

1. Urteile ich ständig über andere? Habe ich einen geschärften Blick für deren Defizite?
2. Habe ich Selbstzweifel und empfinde ich mich als »nicht gut genug«? Kritisiere ich meine Leistung, mein Aussehen, meinen gesellschaftlichen Status, mein soziales Standing et cetera? Bin ich oft neidisch auf andere?
3. Fühle ich mich als Opfer des Schicksals, als Opfer meiner Sozialisation oder als Opfer eines bestimmten Menschen? Fühle ich Selbstmitleid?
4. Denke ich manchmal bittere Gedanken voller Groll, Ärger und Schuldzuweisungen?

Wenn ja, dann entlarven Sie damit die vier miesesten Gedankenmuster, die Sie erfolglos, unbeliebt und unglücklich machen, die »Miserable Four«, wie ich sie nenne. Immer wenn Sie solchen Gedanken Raum geben, turnen Sie sich ab. Ihre Stimmung wird dadurch immer schlechter, je länger Sie solche Gedanken erlauben. Denn haben

Ihnen solche Gedanken je etwas genutzt? Wurde jemand jemals durch einen dieser Gedanken glücklicher oder erfolgreicher? Zugegeben, das waren rhetorische Fragen …

Aber hier kommen, wieder als Fragen formuliert, die »Fabulous Five«. Das sind die Gedanken, die fröhlich, glücklich, beliebt und erfolgreich machen:

1. Lasse ich die anderen mitsamt ihren Macken und Eigenarten sie selbst sein? Erfreue ich mich manchmal leicht belustigt an der Vielfalt menschlicher Eigenschaften und Verrücktheiten? Sehe ich Defizite bei anderen nachsichtig?

2. Schaue ich mich manchmal wohlwollend im Spiegel an und lächle mir zu? Bin ich öfter mal stolz auf mein Verhalten? Oder stolz auf meine innerlichen oder äußeren Leistungen?

3. Übernehme ich volle Verantwortung für mich und mein Leben? Fühle ich mich kompetent und weiß, dass ich mein Leben steuere?

4. Wenn mir etwas Unangenehmes widerfährt, beschäftige ich mich dann sofort mit Verbesserungs- und Problemlösungsgedanken?

5. Verspüre ich gelegentlich Dankbarkeit, für das, was Menschen an Positivem in mein Leben gebracht haben oder was das Leben mir schenkt? Freue ich mich manchmal über vermeintliche Selbstverständlichkeiten wie beispielsweise Gesundheit, genug Nahrung, ein Dach über dem Kopf?

Diese fünf Denkmuster bilden die Gedankenstrukturen, aus denen Glück gewebt ist. Falls Sie sich bei gedanklichen Prägungen entlarven, die Sie schwächen, Gedanken aus den »Miserable Four«, dann trainieren Sie doch eine Weile mal genau das Gegenteil.

Tipp: Sie können sich die »Miserable Four« und die »Fabulous Five« aufschreiben oder kopieren und das Blatt an einer Stelle platzieren, die Sie täglich mehrfach sehen. Coachen Sie sich selbst!

Zum »richtigen Denken« gehören maßgeblich die Themen »Dankbarkeit« und »Toleranz«.

Sie könnten zum Beispiel einmal in der Woche für fünf Minuten darüber nachdenken, wofür Sie im Leben dankbar sind. Aktuell oder grundsätzlich dankbar. Kaum eine Überlegung sorgt innerhalb so kurzer Zeit für eine deutliche Stimmungsverbesserung.

Was Toleranz und entspannte Liberalität betrifft, liegen die Rheinländer in ihrer Mentalität bekanntlich vorn und können uns gut inspirieren. Trifft der typische Kölner beispielsweise auf einen unsympathischen oder befremdlichen Zeitgenossen, kommt hinterher ein Kopfschütteln zusammen mit einem belustigten Spruch wie: »*Jede Jeck es anders. Jo unn? Lossen doch!*« (»*Jeder Verrückte ist anders. Ja, und? Lass ihn doch!*«) Danach noch ein Schmunzeln, und er ruht freundlich und sonnig in sich selbst.

Auch gegen Neid gibt's ein passables kölsches Gegengift. Trifft der Rheinländer auf einen besonders erfolgreichen Zeitgenossen, kommentiert er achselzuckend: »*Mer moss och jünne könne!*« (»*Man muss auch gönnen können!*«) Und er lässt das Neidgefühl los.

Nach diesem kurzen Exkurs in den amüsanten rheinländischen Sprach- und Weisheitsschatz begeben wir uns nun in überregionale Weisheitsgefilde. Hier sind zwei Erkenntnisse zum »richtigen Denken« aus dem Buddhismus. Der erste lautet: *»Groll mit sich herumtragen ist wie das Greifen nach einem glühenden Stück Kohle, in der Absicht, es nach jemandem zu werfen. Man verbrennt sich dabei nur selbst.«* Der zweite bezieht sich auf das Thema »Leben im Jetzt«, das wir schon angesprochen haben: *»Laufe nicht der Vergangenheit nach und verliere dich nicht in der Zukunft. Die Vergangenheit ist nicht mehr. Die Zukunft ist noch nicht gekommen. Das Leben ist hier und jetzt.«*

Zwei anregende indianische Weisheiten für konstruktives Denken lauten: *»Verzweifle niemals. Die Tage vergehen wie das im Wind fliegende Herbstlaub, und die Tage kehren wieder mit dem reinen Himmel und der Pracht der Wälder. Aufs Neue wird jedes Samenkorn erweckt, genauso verläuft das Leben.«*

Und: *»Wir brauchen den Geist der Güte, um bei jeder unserer Handlungen den Himmel zu erreichen und in den Zustand des Erwachens zu geraten, der die Welt in reines Licht verwandelt.«*

Und zum Abschluss dieses Kapitels ein Zitat aus dem Lateinischen, das uns ermuntert, unsere Denkweise zu ändern, wenn wir erkannt haben, dass sie falsch oder zumindest abträglich war: *»Irren ist menschlich, doch im Irrtum zu verharren ist ein Zeichen von Dummheit«* (Cicero).

Das Gedankentagebuch

Wollen Sie bei Ihrem Selbstcoaching die »Miserable Four« gegen die »Fabulous Five« eintauschen, dann führen Sie doch einmal ein paar Tage lang ein Gedankentagebuch. Ganz nach Lust und Laune, sooft Sie mögen. In diesem Tagebuch sollten Sie weniger die äußeren Ereignisse als vielmehr Ihre aktuellen Gedanken notieren. Erinnern Sie sich an negative Werturteile über andere und hinterfragen Sie diese einfach mal.

Um den Nutzen eines solchen Gedankentagebuchs zu zeigen, finden Sie hier einen Ausschnitt aus dem Gedankentagebuch von Martina, 43 Jahre, geschieden, Finanzbeamtin. Sie litt stark unter depressiven Stimmungen. Wir arbeiteten an ihren Denkgewohnheiten, und einen Ausschnitt aus ihrem Gedankentagebuch darf ich an dieser Stelle wörtlich wiedergeben:

Dienstag, Juni, es regnet mal wieder in Strömen. Was für ein Frühjahr. Aber egal. Mein Leben ist sowieso gelaufen. Worauf sollte ich mich noch freuen? Ich habe ja doch nichts Positives mehr zu erwarten. Wieso hat meine Freundin alles, was ich mir wünschen würde? Und ich – ich habe gar nichts. Ich bin einsam und benachteiligt. Ich habe auch weniger Geld als sie. Sie hat so ein schönes Haus. Und Kinder. Und einen Mann. Und viele Freundinnen. Und ich? Niemand liebt mich wirklich. Wozu lebe ich überhaupt noch? Womit habe ich das eigentlich verdient? Hoffentlich dauert mein Leben nicht mehr lange. Wenigstens habe ich nichts zu verlieren, wenn ich sterbe.

Wir haben uns mit diesen Gedanken auseinandergesetzt, um sie zu transformieren. Außerdem haben wir etwa zwei Monate lang mit den in diesem Buch aufgeführten Meditationen gearbeitet. Ihre Depressionen lösten sich Schritt für Schritt mit jeder Woche mehr auf. Möchten Sie lesen, was sie danach notierte?

Donnerstag, August, leider regnet's mal wieder, aber dann hab ich auch nicht das Gefühl, während der Arbeit viel zu verpassen. Eigentlich brauche ich doch gar keine grandiose Zukunftsperspektive. Solange ich mich einfach wohl in meiner Haut fühle. Ich mag mich, ich lebe doch ganz gut, und ich lebe heute. Meine Stimmung ist ganz gut. In mir fühlt es sich warm und zufrieden an. Was will ich denn mehr? Etwas Schöneres würde ich auch nicht empfinden, wenn ich wie meine Freundin ein tolles Haus, Kinder und einen Mann hätte. Außerdem hat sie dadurch auch viele Sorgen, Stress und Pflichten, die ich nicht habe.

Eigentlich finde ich alles ganz schön okay so, wie es ist. Mir fehlt nur dann etwas, wenn ich mich von Neid beherrschen lasse. Also war das doch pure Einbildung, ich rede mir dann nur ein, dass mir etwas fehlt. Aber meine Lebensform passt eigentlich für mich richtig gut.

Außerdem liebe ich meinen Bruder. Ich werde mehr Kontakt mit ihm haben. Mir ist es jetzt wichtig, dass ich mich grundlos und einfach so wohl in meiner Haut fühle. Ich hab Lust, eine Single-Reise zu buchen.

Wir können gut nachvollziehen, wie sich die innere Gefühlsatmosphäre von Martina verändert hat, einfach durch eine neue Bewertungsart und eine andere Denkweise.

Vielleicht macht das deutlich, wie stark die Art des eigenen Denkens das aktuelle Befinden prägt.

Der Umgang mit dem Alleinsein

Nehmen Sie sich vor einem besonders typischen und sehr destruktiven Denkmuster in Acht, das Depressionen auslöst. Diese Gedanken treffen oft für Alleinlebende zu und lauten ungefähr so: »Ich bin vollkommen allein. Ich bin verlassen. Ich fühle mich verloren. Niemand liebt mich wirklich. Ich habe keine echten Freunde. Alles muss ich allein regeln. Niemand hilft mir. Wozu lebe ich überhaupt noch?«

Diese Art von Denken vermag innerhalb von Minuten eine depressive Stimmung auszulösen, und wenn man darin verharrt, kann sich daraus eine gravierende und bleischwere Depression entwickeln.

»Aber wenn es bei mir doch tatsächlich so ist?«, mag sich hier vielleicht manch einer fragen.

Ja, wenn das tatsächlich objektiv betrachtet der Fall sein sollte, gäbe es eine heilende Entgegnung auf diese Gedanken – um sie in ihr Gegenteil zu verkehren und um kraftvoll und glücklich damit umzugehen. Bevor wir zu der transformierenden Erwiderung auf solche trüben Gedanken kommen, möchte ich Ihnen allerdings ein Bild zum gesamten Vorgang geben.

Der betrübte Gefühlszustand ähnelt anfangs einer großen und wunderschönen rosa Rosenknospe, die aber komplett von Schlamm bedeckt ist. Die Knospe wirkt also dunkel, verschmutzt und verkrustet. Es braucht einen warmen Sommerregen, um den Schlamm abzuspülen. Danach leuchtet die Knospe in ihrem ursprünglichen frischen Rosa. Jetzt kann sie das warme Sonnenlicht wieder spüren – und sich dafür öffnen. Bald leuchtet hier eine wunderschöne Rosenblüte, noch voller Regentropfen, die in der Sonne funkeln. Sie beglückt mit ihrer Frische und ihrem Duft alle, die ihr nahe kommen.

Der Schlamm, der die Knospe von der Sonnenwärme isoliert, sind natürlich die destruktiven Gedanken. (»Ich bin total allein und verlassen. Niemand liebt mich wirklich. Wozu lebe ich überhaupt noch.« Und so weiter.)

Aber wie können wir den reinigenden Sommerregen erzeugen, der die Knospe freispült? Er liegt in der gedanklichen Erwiderung, welche die schlammbedeckte Knospe bald reinigt. Und das traurige Gefühl des Alleinseins hinwegspült. Der »Sommerregen« besteht darin, auf das Meistern Ihres Alleinseins stolz zu sein. Weil Sie nur durch solche Phasen des vermeintlichen oder realen Alleinseins Ihr Potenzial, Ihre Kraft und Ihre Autonomie entfalten können!

Erstklässler bekommen einfache Aufgaben und werden intensiv betreut. Die älteren Schüler müssen anspruchsvollere Aufgaben in größerer Eigenständigkeit lösen. Und die Studenten schließlich erhalten den wirklich schwierigen Lernstoff als Herausforderung, den in der Regel jeder für sich allein zu meistern hat. Letzteres entspricht bildlich gesprochen der Herausforderung, sozial gerade nicht so eingebunden zu sein, wie man es sich wünschen würde.

Es ist einfach, glücklich zu sein, wenn das Leben einen schont und verwöhnt, das kriegt jeder hin, nicht wahr? Aber echte Persönlichkeit, Freiheit und Stärke entwickelt man dadurch nicht unbedingt.

Wenn das Leben Sie jedoch mit Situationen konfrontiert, die Ihnen nicht passen, dann liegt darin Ihre Chance, zu wachsen. Zu reifen. Sich zu entwickeln. Charisma und Kraft zu entfalten. Autonom zu sein – und darüber echte innere Freiheit zu gewinnen.

Nehmen Sie das Alleinsein als Ihre anspruchsvolle Herausforderung an. Seien Sie stolz auf diese Herausforderung!

Sie können sich der strahlenden Sonne des Lebens nun wirklich öffnen, noch von den glitzernden Tropfen Ihrer inneren Reinigung erfrischt, die in der Sonne wie Diamanten funkeln. Durch die Meisterung des Alleinseins verwandeln Sie sich aus Ihrem ureigenen »Rosensamen«, aus Ihrer Wurzel und Ihrem Potenzial heraus in eine herrlich duftende Blüte, die den Sonnenschein, das Leben, genießt. Eine wunderschöne Rosenblüte, die durch ihren Duft die Welt erfreut und vielleicht darüber andere sogar anzieht. Aber eine duftende Rosenblüte braucht nicht zwingend die Beziehung zu anderen. Sie ist aus sich selbst heraus zufrieden und glücklich, weil sie aus dem Inneren heraus ihre Schönheit, ihr Potenzial und ihren Duft entfaltet hat.

Aus dieser Unabhängigkeit entwickelt sich ein fantastisches Selbstvertrauen, wenn man erkennt: »Ich komme hervorragend allein klar! Ich kann aus mir selbst heraus zufrieden und glücklich sein. Wenn es sein muss, brauche ich nichts und niemanden, um ein erfülltes Leben zu führen, weil ich mich selbst liebe. Und weil ich mit mir selbst umgehen kann. Weil ich mit mir selbst glücklich bin. Weil ich für mich selbst sorgen kann. Weil ich die Situationen kreieren kann, die wohltuend für mich sind. Weil ich in mir selbst meine wahre innere Quelle der Lebensfreude erschlossen habe. Weil ich aus meinem Herzen heraus eine befreiende und beglückende Güte spüre, eine Freundlichkeit für meine eigene Person und auch für meine Mitmenschen.«

Falls Sie für sich dieses innere Potenzial noch nicht erschlossen haben sollten, steht Ihnen eine wundervolle Lebenserfahrung bevor! Die Entdeckung einer lange verborgenen Schatztruhe, tief in Ihrer Seele, in Ihrem Herzen.

Der Schlüssel zu dieser Schatztruhe besteht in dieser kraftvollen Art des Denkens, bereitwillig mit der Herausforderung des Alleinseins umzugehen. Aus der Neugier, Ihr inneres Glückspotenzial aus Ihrem Alleinsein heraus erschließen zu wollen. Diese Art des Denkens ist der reinigende warme Sommerregen. Daraufhin kann die Meditation, vielleicht zuerst die Meditation »Selbstliebe und Selbstwertgefühl«, Ihnen helfen, diese innere Quelle unmittelbar zu erschließen und sich der Sonne des Daseins zu öffnen. Aus dem eigenen Selbst heraus glücklich und duftend.

Selbstakzeptanz und eine neue Therapie namens »ACT«

Einen achtsamen Umgang mit den eigenen Gefühlen praktiziert auch eine neue Therapieform. Sie heißt »Akzeptanz- und Commitment-Therapie«, kurz »ACT«, und enthält einige wesentliche Elemente, die wir bisher besprochen haben.

Der Klient lernt bei ACT, sich selbst mitsamt seinen Gefühlen liebevoll anzunehmen und seine Werte bewusst zu definieren. Grundsätzlich erlebt er sein aktuelles Gefühl achtsam und mit Selbstakzeptanz.

Dieser Therapieansatz geht davon aus, dass ein Großteil unserer Leiden einfach nur durch den inneren Widerstand hervorgerufen wird, durch den Unwillen, bestimmte Gedanken oder Gefühle sowie unangenehme körperliche Zustände zu erleben. Daher wird in der ACT unter anderem die Bereitschaft erhöht, auch unangenehme

Emotionen zu erlauben und auszuhalten. Man versucht nicht, die vorhandenen Gefühle zu verändern. Stattdessen trainiert der Klient, seine eigenen Gedanken und Gefühle achtsam zu betrachten. Er bleibt dabei möglichst in der Beobachterposition und lässt die Emotionen zu, bis sie wieder abflauen. Aus dieser Beobachterposition heraus besitzt er eine innere Distanz zu seinen Emotionen, statt völlig mit ihnen zu verschmelzen.

Die ACT setzt darauf, uns wieder mit dem Jetzt-Moment zu verbinden. Unter anderem greift sie auf die traditionelle Methode der Achtsamkeitspraxis zurück (siehe dazu auch unsere Achtsamkeitsmeditation).

Um ein gutes und passendes Leben nach echten eigenen Wertvorstellungen zu führen, müssen wir zu definieren versuchen, was wir wirklich wollen und wer wir im Innersten wirklich sind. ACT regt deshalb an, die Frage nach dem eigenen Selbst neu zu stellen und zu beantworten. Der Klient forscht nach seinem wahren innersten Selbst. Dies kann wie gesagt durch Meditation geschehen, indem man ruhig kontempliert, was das eigene Ich überhaupt für eine Qualität hat, woraus es besteht und wie ich mein Ich wahrnehme.

Die Fragestellung »Wer bin ich?« ist übrigens die profundeste Frage zur Selbsterforschung, die der größte indische Weisheitslehrer der zwanzigsten Jahrhunderts – Ramana Maharshi – den Menschen aller Kulturen empfohlen hat, um zu sich selbst zu finden. (Sie finden diese Selbstreflektion und Zentrierung auch im Praxisteil, als letzte der Meditationen.)

Eines der Prinzipien der ACT-Methode besteht ebenfalls darin, inneren Abstand zu den eigenen Gedanken zu erzeugen. Denn manchmal denken wir Gedanken, die uns nicht helfen, die einseitig, nutzlos, übertrieben oder selbstabwertend sind. ACT ist bestrebt, solche Gedanken zu entkräften. Hierzu wurden ACT-Methoden entwickelt, die in der Therapie eingeübt werden. Zum Beispiel kommentiert der Klient seine eigenen Gedanken mit »Gegengedanken«. Beispielsweise: »Den Schuh zieh ich mir nicht an«, »Das stimmt eigentlich doch gar nicht« oder »Na und? Wennschon!«. Ähnlich würden wir uns anderen gegenüber äußern, wenn uns deren Gedanken, Vorwürfe oder Argumente unpassend erscheinen. ACT vermittelt also, negative Gedanken durch entsprechende Kommentare zu relativieren.

Das ist deshalb so sinnvoll, weil unser Denken nicht objektiv ist. Häufig sind es alte Programmierungen, die wiederholt werden und uns lähmen. Ebenso oft sind es die Medien und die Werbung, die fremde, für uns eigentlich irrelevante oder unrealistische Standards in unser Denken transportieren. Wie viele Frauen sind heutzutage zum Beispiel auf die Körpermaße von Models fixiert? Die Topmodelcastings und Dessouswerbung wollen der »Normalfrau« weismachen, wie ihr Körper auszusehen habe. Infolgedessen sind viele Frauen unglücklich und unzufrieden, weil sie dem suggerierten Schönheitsideal eines mageren leptosomen Mädchens von sechzehn Jahren natürlich nicht entsprechen können und dies auch gar nicht müssen. Diese Unzufriedenheit ist völlig unbegründet, doch leider kann sie die Lebensqualität und die Selbstliebe beträchtlich mindern. »O Gott, meine Oberschenkel! Ich habe Cellulite!«, denkt frau und hadert mit sich selbst.

Oder wenn es um gesellschaftliche Statussymbole geht: »Erst wenn ich ein repräsentatives Haus besitze und einen schicken Roadster, werde ich respektiert und gemocht!« – und so weiter. Solche Gedanken und Bewertungen sind geradezu selbstdestruktiv und bar jeglicher Selbstachtung und Selbstwertschätzung. Man tritt in einen Teufelskreis. Denn mit diesen Denkweisen begegnet man seinen Mitmenschen zwangsläufig verkrampft, gehemmt und neidisch. Aber wer möchte einen gehemmten und neidischen Freund? Man mag immer den Menschen, der freundlich und gutmütig ist, mit sich selbst im Reinen, der mir meine Erfolge gönnt und mir Gutes wünscht. Den Menschen, mit dem ich mich entspannen kann, mit dem ich mich wohlfühle, von dem ich angenommen bin.

Für ein gutes soziales Umfeld mit vielen (echten) Freunden braucht es nicht das elegante Haus und den Sportwagen, sondern eine liebevolle und herzliche Gesinnung dem anderen gegenüber. Und statt »Freunden«, die uns nur nach Statussymbolen bewerten, solche, die von ihrem Naturell und ihren Interessen her zu uns passen.

In dieser Form bezieht die ACT die Werteklärung ein. Die eigenen Werte müssen wir aber erst einmal bewusst festlegen. Zum Beispiel: Wen möchte ich eigentlich als Freund? Wie stelle ich mir wohltuende echte Freundschaften vor und mit welchen Menschen? Was ist mir am wichtigsten im Leben, worauf kommt es mir an?

Mit solchen Fragen beschäftigen wir uns im Alltag sehr wenig, doch sie sind von zentraler Bedeutung. Wertmaßstäbe und Ziele sind wichtig. Ziele benötigen wir, um uns in Bewegung zu setzen. Werte helfen uns, diese Ziele zu bestimmen.

ACT arbeitet also mit dem Klienten zusammen daran, Basiswerte für sich zu formulieren und Antworten auf Kernfragen zu finden. Fragen wie »Wie will ich mein Leben leben?«, »Was hat Priorität?« und »Worauf möchte ich am Ende meines Lebens mit Freude zurückblicken können?« Hat man solche Werte für sich geklärt, sind sie wie eine Art Leuchtturm im Leben, der vor allem auch in Krisen und schwierigen Zeiten hilft, richtig weiter zu »navigieren« und nicht die Richtung zu verlieren.

»Commitment« (»Verpflichtung, Engagement«) lautet ein weiteres Schlagwort der ACT-Methode. Gemeint ist damit, trotz innerer Blockaden oder Ängste eine bestehende Resignation aufzulösen und für etwas zu kämpfen. Commitment ist sozusagen das Gegenmittel zur Selbstaufgabe.

Labile Menschen, die sich in einer Lebenskrise befinden oder die seit Langem mit Depressionen kämpfen, fühlen sich oft wie gelähmt. Sie haben resigniert. Doch das Commitment legt wieder persönliche Ziele fest, die man wichtig und sinnvoll findet und die man langfristig nicht aufgibt, auch wenn man zwischenzeitlich Niederlagen einstecken muss. Der Klient sagt: »Darauf kommt es mir an. Trotz der Gefahr des Scheiterns, die damit verbunden ist. Ich gebe das niemals auf.«

ACT hilft auch, mit Versagensängsten und inneren Blockaden umzugehen. Die Devise lautet: »Ja, mein Leben ist mir wichtig und ich will versuchen, meine Chancen zu nutzen, um das Beste daraus zu machen.«

Wenn Sie den Eindruck haben, nicht allein aus einer depressiven Krise herauszufinden, kann es Ihnen sehr helfen, einen Therapeuten zu finden, der insbesondere auch mit der ACT-Methode arbeitet.

Zwölf Impulse zur Verstärkung
Ihrer Selbstliebe und Selbstwertschätzung

Wie schon mehrfach angedeutet, sind Selbstliebe und Selbstwert-schätzung die wichtigste Basis für Lebensglück, Zufriedenheit, Selbstbewusstsein und Erfolg – viel wichtiger als äußere Faktoren. Selbstliebe und Selbstwertschätzung gehören zu den besten Heilmit-teln gegen Depression. Der depressive Mensch entwertet sich selbst und sein Leben nämlich permanent durch übertrieben selbstkritische Gedanken und steigert sich dabei in eine unangemessen negative Einschätzung der eigenen Person und Lebenssituation hinein.

Charakteristischerweise kultiviert dieser Typus die folgende Art von Gedanken: »Na klar, die anderen haben natürlich mal wieder Glück. Und ich gehe wieder leer aus. Ich bin ja sowieso immer der Benachteiligte. Mit mir kann man es ja machen. Wer mag mich denn überhaupt? Alle sehen einen Versager in mir. Was bin ich überhaupt wert?« und so weiter.

Wenn ich Ihnen jetzt die Aufgabe geben würde, fünf Minuten lang solche Gedanken über sich selbst zu denken, wären Sie nach fünf Mi-nuten solcher Gedanken nicht wirklich gut gelaunt, um es einmal gelinde auszudrücken. Daher rate ich Ihnen dringend davon ab, *je-mals* solche Gedanken über sich selbst zu denken!

Im Folgenden finden Sie viel bessere Gedanken und Strategien, um glücklich zu leben. Diese zwölf Impulse verstärken Ihre Selbstlie-be und Selbstwertschätzung:

1. Stellen Sie irgendwo in Ihrem Blickfeld ein paar Lieblingsfo-tos von sich selbst auf! Das Alter der Bilder ist nicht wichtig,

auf jeden Fall sollten Sie darauf fröhlich und gut gelaunt zu sehen sein.

2. Stellen Sie sich jeden Tag einmal vor den Spiegel und schauen Sie sich freundlich und bewusst in die Augen. Freuen Sie sich einfach darüber, dass es Sie gibt! Schenken Sie sich ein freudiges Lächeln.

3. Bringen Sie Mitgefühl und Verständnis für sich auf (kein Selbstmitleid!).

4. Vermeiden Sie Selbstkritik oder gar Selbstverurteilung (frauentypisches Beispiel: »Oh, wie ich meine Hüftpolster hasse!«).

5. Seien Sie liebevoll mit sich und Ihrem Körper. Danken Sie Ihrem Körper und allen Körperregionen und Organen für ihre Funktion.

6. Weigern Sie sich, sich selbst jemals klein und ohnmächtig zu machen!

7. Akzeptieren Sie sich wohlwollend so, wie Sie sind, auch mit Marotten oder Fehlern.

8. Blocken Sie den inneren Kritiker ab! Seien Sie nachsichtig mit anderen und mit sich selbst. Beides hängt zusammen! Wer bei anderen ständig nach deren Schwächen Ausschau hält, tut das unbewusst bei sich selbst auch.

9. Seien Sie geduldig mit sich, wenn Sie etwas Neues ausprobieren oder lernen.

10. Loben Sie sich, auch für kleinste Fortschritte!

11. Sich selbst zu lieben bedeutet, sich selbst ebenso zu behandeln, wie man einen guten Freund behandelt. Gehen Sie mit Ihren Freunden und Bekannten herzlich und liebevoll um. Behandeln Sie sich selbst genauso herzlich und liebevoll.

12. Verletzen Sie niemanden, auch nicht sich selbst. Und lassen Sie sich von niemandem verletzen.

Machen Sie doch einfach hier und jetzt einmal eine Liste mit Komplimenten an sich selbst! Das geht ganz schnell, ein Stift und ein Notizzettel reichen …

1. Notieren Sie drei Eigenschaften, die Sie an sich mögen.
2. Notieren Sie drei Ihrer Verhaltensweisen, die angenehm und positiv sind.
3. Notieren Sie drei charakterliche Qualitäten.
4. Notieren Sie drei Ihrer Fähigkeiten oder Talente.

Selbstdefinition

Wir leben in einer sehr herausfordernden Zeit der irrwitzigen Ansprüche und der medialen Reizüberflutung. Es ist nicht leicht, sich von mediengesteuerten Idealbildern frei zu machen und herauszufinden, was man selbst denn wirklich möchte.

Umso wichtiger ist es, sich immer wieder wesentliche Fragen zu stellen, um sich selbst zu finden und zu definieren. Und was ein gut gelebtes Leben individuell für einen bedeutet. Auch die vorher beschriebene ACT-Methode zieht dieses Register.

Selbstdefinition und Lebensziele

Wenn Sie sich nicht so sicher sind über Ihre Selbstdefinition und über Ihre Lebensziele, können Ihnen solche Fragen bei der Selbstfindung helfen:

- Was ist für mich ein gut gelebtes Leben?
- Was ist mein Beitrag, damit meine »kleine« Welt ein freundlicher und schöner Ort ist?
- Was gibt meinem Leben Sinn?
- Was sagt meine innere Stimme? Folge ich meiner inneren Stimme?
- Welchen Platz hat liebevolle Freundlichkeit in meinem Dasein?
- Wie möchte ich am liebsten (realistisch betrachtet) sein? Wie sollten andere Menschen über mich sprechen?
- Welche positive Bilanz möchte ich am Ende meines Lebens ziehen können?

Die Lebensfreude intensivieren

Wenn Sie sich aus einem depressiven Tief herausmanövriert haben oder einfach nur Ihre Stimmung verbessern möchten, können Sie ein paar einfache Maßnahmen ergreifen. Die im Folgenden beschriebenen Impulse sind Ihnen bestimmt nicht neu, aber wenden Sie sie auch an? Das ist so simpel und macht wirklich Spaß!

Stressbewältigung: Eine konstruktive Bewältigung von Stress, und zwar auch von richtig miesem, negativem Stress, ist für das Wohlbefinden ausgesprochen wichtig. Aber wie geht das? Wenn der Chef einen ungerechtfertigt zusammenstaucht, ein schnelleres Tempo fordert, wir Überstunden machen und beim Brötchenholen einen Strafzettel bekommen. Und wir dann, zu Hause angekommen, feststellen, dass die Waschmaschine defekt ist und den Raum geflutet hat. Es gibt solche Tage. Man könnte platzen. Oder verzweifeln. Oder beides, aber in welcher Reihenfolge?

Nein, ernsthaft, es gibt tatsächlich diese Tage, an denen sich anscheinend alles gegen uns verschworen hat und das Universum uns zu hassen scheint (tut es natürlich nicht!). Was dann? Für solche Situationen muss man am besten vorplanen. Ich kenne eine Frau, die schon vorher weiß, dass sie nach einer unangenehmen Situation grundsätzlich eine Parfümerie aufsucht und schöne Düfte ausprobiert. Sie versichert, dass danach immer ein »Reset« erfolgt und dass jeglicher Missmut verflogen ist.

Aber wenn es einmal ganz dicke kommt, brauchen wir einen intensiveren »Notfallplan«. Bei oben genanntem Beispiel ist der Techniker für die Waschmaschine sowieso nicht mehr zu erreichen, also kann man jetzt etwas tun, was wirklich aufbaut: sich mit Freunden auf ein Bier treffen oder ins Kino gehen oder ins Fitnessstudio mit anschließender Sauna oder online ein New-York-Wochenende buchen.

Was wäre Ihr persönlicher »Notfallplan«, Ihr »Anti-Desaster-Programm« für derartige Stresssituationen? Ziehen Sie an solchen Tagen alle Register der Frustbewältigung, der Selbstliebe und der Selbstverwöhnung!

Serotonin: Grundsätzlich entsteht gute Laune durch viel Serotonin im Gehirn. Die Serotoninproduktion kann über eine bestimmte Ernährung angekurbelt werden. Wir widmen der »Glücksnahrung« noch ein ganzes Kapitel. Wie gesagt fördern außerdem Sonnenlicht, Sport und Bewegung an der frischen Luft – und vor allem echte Freundlichkeit! – die Serotoninproduktion.

Schlaf und Entspannung: Was Ihnen ebenfalls außerordentlich guttut und Sie jung und fit erhält, ist ausreichend Schlaf. Ein möglichst gleichmäßiger Schlafrhythmus fördert gesunden Schlaf ebenso wie Bewegung an frischer Luft. Wichtig für guten Schlaf sind auch körperliche Entspannung und emotionale Gelassenheit. Eventuell unterstützend wirken natürliche Schlafmittel wie Baldrian oder Johanniskraut oder die altbekannte heiße Milch mit Honig vor dem Schlafengehen.

Sport als Antidepressivum

Manche Zeitgenossen sagen reflexhaft wie aus der Pistole geschossen: »Sport ist Mord!«, wenn man auf das Thema zu sprechen kommt, und sie meinen das auch so. Das ist dann auch okay für denjenigen. Wer Sport partout nicht ausstehen kann, wird durch ihn wahrscheinlich auch nicht glücklicher.

Aber wenn Sie nicht zu den erklärten »Sportmuffeln« gehören, finden Sie hier einen Motivationskick, denn Sport ist ein ganz wichtiger Faktor für die Befindlichkeit. Bewegung und Sport wirken sich nicht nur auf die Muskeln und die körperliche Fitness aus. Sport bewirkt viel mehr – er verändert Ihren gesamten Stoffwechsel zum Positiven, insbesondere den Hirnstoffwechsel, sodass er für Motivation und gute Laune sorgt.

Das haben Wissenschaftler in mehreren Studien dokumentiert. Ulrich Pontes zum Beispiel berichtet darüber in seinem Online-Artikel auf der Seite dasgehirn.info: »Sport macht gute Laune und einen freien Kopf. Wie sich die Bewegung auf das Gehirn auswirkt, untersucht Stefan Schneider von der Sporthochschule Köln. Seine Botschaft: Sport tut nicht nur dem Körper, sondern auch der Psyche gut … Bewegung baut Stress ab und macht den Kopf frei für neue gedankliche Herausforderungen.«[3]

Sport wirkt sich positiv auf die Stimmung und die geistige Leistungsfähigkeit aus. Bewegungs- und Neurowissenschaftler haben mittels EEG-Messungen erforscht, was dabei im Gehirn passiert. Sport kann offenbar Cortexbereiche, die für kognitive Vorgänge zuständig sind, entlasten (zu Deutsch: Sport hilft gegen endlose Grübeleien!).

Diese und andere Studien kommen zu dem Ergebnis, dass Sport bei der Behandlung von Depressionen hilft. Bei den Joggern zeigt sich, dass die Intensität in bestimmten Bereichen des präfrontalen Cortex, also des Stirnhirns, nach dem Sport deutlich verringert ist. Die Aktivität wandert in Bereiche, die für Muskulatur, Atmung und Körperwahrnehmung zuständig sind. Das vermindert neben der mentalen Aktivität des Grübelns auch negative Emotionen.

Diese Absenkung der Aktivität im Stirnhirn ist mit dem aus der Motivationsforschung bekannten »Flow«-Zustand[4] verwandt. Flow wird von Psychologen als das Aufgehen in einer Tätigkeit, in einem energiegeladenen Schaffensrausch definiert. Diese Wirkung stellt sich beim Sport vor allem dann ein, wenn jemand sich relativ stark verausgabt.[5]

Die Ärzte-Zeitung schreibt in einem Online-Artikel am 3. Dezember 2013, dass Sport so gut wie ein Antidepressivum wirke. Dr. Henning Budde und seine Mitarbeiter von der Medical School Hamburg haben dies in einer umfassenden Mega-Analyse von insgesamt fast 1600 Einzelstudien aus den vorangegangenen 23 Jahren mit 142 000 Teilnehmern dokumentiert.

Interessanterweise war hier der Nutzen der körperlichen Bewegung sowohl bei Depressionen als auch bei Ängsten ähnlich positiv wie eine medikamentöse oder eine psychotherapeutische Behandlung. Die Auswirkung auf die Stimmung war ähnlich. Budde und seine Mitarbeiter vermuten daher, dass Sport einem Antidepressivum ähnelt. Man führt diese Wirkung auf den erhöhten Serotoninspiegel zurück und darauf, dass die noradrenerge Transmission im Gehirn verbessert ist. Auch begünstige Sport das Wachstum neuer Nervenzellen im limbischen System (das unter anderem der Verarbeitung von Emotionen dient).[6]

Dies soll exemplarisch als Motivation aus der medizinischen Forschung für Sie, liebe Leserin, lieber Leser, reichen, um Sie zum Joggen, Schwimmen oder Radeln anzuregen. Vielleicht bekommen Sie ja auch Lust, in einem Verein Sport zu treiben.

Übrigens – gerade Letzteres wirkt durch die Gemeinschaft zusätzlich stimmungshebend. Ob Tennisclub, Tanz- oder Sportverein, es gibt in Ihrer Umgebung bestimmt etliche Optionen dazu. Und man braucht nicht sofort eine Jahresmitgliedschaft abzuschließen! Jeder Verein wird Ihnen sicher eine völlig unverbindliche »Schnupperstunde« anbieten, damit Sie ausprobieren können, ob es Ihnen gefällt.

Tagebuch als Selbstcoaching

Wir haben schon das Gedankentagebuch vorgestellt. Schreiben kann aber allgemein immer helfen, um sich über sich selbst und über Problemlösungen klarzuwerden. Führen Sie ohnehin gern ein Tagebuch? Dann können Sie damit ein weiteres Register Ihres Selbstcoachings ziehen. Am besten fangen Sie gleich zu Beginn Ihres Selbstheilungsprozesses damit an. Es genügt übrigens, solch ein Tagebuch in knappen Stichworten zu führen. Bilanzieren Sie im Verlauf der Zeit kurz Ihre jeweilige Tagesform.

Die Tagebuchnotizen haben sehr viel mit Selbstachtung und mit Selbst*be*achtung zu tun, also mit Selbstliebe und -zuwendung. Allein in dieser Reflexion liegt bereits Heilungskraft.

Möglicherweise beginnen Sie am Anfang Ihres Selbstcoachings eher trübsinnig mit Notizen wie:

- »Heute hab ich die Basismeditation versucht. Konnte mich kaum konzentrieren. Die Anfangsphase entsprach meinem momentanen Feeling. Aber was soll das bringen?«

Aber drei Wochen später lesen Sie in Ihrem Tagebuch möglicherweise Notizen wie diese:

- »Hab meine Schwester zum Lachen gebracht! Irgendwie kommt Hoffnung auf. Die Basismeditation tut gut. Mache sie täglich nach dem Frühstück.«
- »Gefühle kehren zurück. Habe mich heute über XY geärgert. Erwache ich wieder zum Leben?«
- »Hätte nie gedacht, dass ich die kitschige Meditation ›Inneres Lächeln‹ mal mögen würde!«

Und nach einigen weiteren Wochen vielleicht:

- »Ich verstehe nicht mehr, was mich überhaupt so deprimiert hatte. Fühle mich wohl in meiner Haut. Habe Lust, mich wieder zu verlieben.«
- »Bin einem Volleyballclub beigetreten. Bin fast noch genauso gut wie zu meiner Schulzeit. Wie cool!«
- »Habe heute mit meinem besten Freund einen Urlaub am Meer gebucht und freue mich gerade wie verrückt darauf!«

Die Selbstbeachtung und Aufmerksamkeit, die Sie sich durch Ihre Tagebuchnotizen schenken, fördern und unterstützen Ihren Selbstheilungsprozess.

Wenn Sie das eine Weile praktiziert haben, dürfen Sie in den »Fortgeschrittenen«-Modus wechseln. *Und dann führen Sie ein Glückstagebuch!* Darin notieren Sie 365 Tage lang abends kurz und knapp *drei Dinge*, über die Sie sich tagsüber gefreut haben, für die Sie dankbar oder auf die Sie stolz sind.

»Drei Dinge jeden Tag, die ich erfreulich finde? Kann ich nicht«, denken Sie? Da irren Sie sich gewaltig!

Hier sind viele Beispiele für solche Momente, die glückliche Menschen jeden Tag *bewusst* und *erfreut* registrieren und die durchaus in ein solches Glückstagebuch passen würden:

- »Ich habe mich heute endlich zu dem unangenehmen Anruf durchgerungen.«
- »Ich habe mir heute dieses herrlich duftende Parfum gekauft.«
- »Mein Schnupfen ist zum Glück abgeklungen.«
- »Meine Mutter rief heute an und war richtig gut gelaunt.«
- »Das Abendessen ist mir gut gelungen, sehr lecker.«
- »Mein Kollege fand meinen Schreibtisch sehr aufgeräumt.«
- »Ich habe eine originelle Idee für ein Geburtstagsgeschenk für X.«
- »Habe nach der Yogastunde heute ein wohliges Körpergefühl.«
- »Habe mich getraut, zur Schnupperstunde in den Fotokurs zu gehen. Wie cool von mir.«
- »Ich war heute den ganzen Tag grundlos in guter Stimmung.«
- »Ich habe meinem Chef gesagt, dass er diese Arbeit meinem Kollegen geben soll, weil ich noch zu viel zu tun habe. Das wurde respektiert. Und ich habe endlich mal eine Grenze gezogen. Das habe ich klasse gemacht.«
- »War heute im Bioladen und habe so richtig leckere und gesunde Sachen gekauft.«
- »War heute endlich noch mal joggen und bin sehr stolz auf mich.«
- »Bekam ein Kompliment für meine neue Jeans.«

- »Ich habe heute endlich den Kostenvoranschlag für die Handwerksarbeiten beauftragt.«
- »Der Arzt hat mir heute etwas Vielversprechendes empfohlen.«
- »Ich habe heute Frau X zum Lachen gebracht.«
- »Ich sehe heute richtig gut aus.«
- »XY hat mir heute überraschend gemailt, habe mich sehr gefreut, noch mal von ihm zu lesen.«
- »Habe bei eBay eine schöne Teekanne entdeckt, die lasse ich mir nicht entgehen.«
- »Heute Abend hab ich mich über … im Fernsehen köstlich amüsiert, ich grinse jetzt noch.«
- »Habe mit dem Friseur so nett geplaudert.«
- »X hat mich zum Geburtstag eingeladen.«
- »Meine Zimmerpflanze hat sich erholt.«
- »Ich bin so froh, dass ich finanziell auskomme und mir auch mal etwas gönnen kann.«
- »Ich bin so froh, dass ich weitgehend gesund bin.«

Genau – solche simplen, scheinbar banalen Sachen! Das können Sie auch, oder? Wenn Sie 365 Tage lang täglich jeweils drei solcher einfachen und letztlich ganz normalen Umstände oder Begebenheiten notiert haben, auf die Sie ein bisschen stolz sind, über die Sie sich gefreut haben oder für die Sie dankbar sind – dann gehören Sie nach einem Jahr zu jenen glücklichen Frohnaturen, die sich so schnell nicht mehr die gute Laune vermiesen lassen.

Denken erzeugt Botenstoffe –
Botenstoffe erzeugen Gefühle

Einen Serotoninkick liefert neben der entsprechenden Nahrungsaus-
wahl, wovon im Anschluss an dieses Kapitel die Rede sein wird,
freundliches, liebevolles Denken. Ein weiteres Mal sind wir damit
also bei den Gedanken und ihrer Wirkung auf Botenstoffe und Gefühle.

Haben Sie schon einmal genau hingeschaut, wie das funktioniert?
Spannend – dafür sind nämlich hochkomplexe Stoffwechselvorgänge
erforderlich, die innerhalb von Sekundenbruchteilen im Körper ab-
laufen. Wenn Sie das einmal beobachten, erkennen Sie Ihr Gehirn als
»Zauberlabor«. Oder als »Hexenküche« … Je nachdem, in welche
Richtung Ihre Gedanken gehen. Spielen wir das einmal an einem
hypothetischen Beispiel durch.

Sie waren beim Hautarzt, um ein Muttermal entfernen zu lassen.
Kurze Zeit später ruft der Arzt persönlich bei Ihnen an und sagt, man
habe Krebs diagnostiziert. Sie sollten sofort am nächsten Tag zur weiteren Diagnostik und Behandlung in die Praxis kommen.

Diese Information kommt in Ihrem Gehirn zunächst als Information an. Aber innerhalb eines Sekundenbruchteils geschieht eine Bewertung dieses Faktums. Nämlich: »*Achtung, Lebensgefahr!*« Das Gehirn bearbeitet diesen Sachverhalt augenblicklich. Es schüttet sofort
seine Maximaldosis an Stresshormonen aus (Adrenalin, Noradrenalin und Cortisol). Sie fühlen: Schock- und Panikzustand! Plötzlich
sind Sie aufgewühlt und durcheinander. Gequält von Angst und Sorge. Sie lassen sich in den nächsten Stuhl fallen und starren fassungslos
vor sich hin.

Zwanzig Minuten später klingelt Ihr Telefon erneut. Ein Anruf desselben Arztes. Er entschuldigt sich bei Ihnen vielmals und erklärt, man habe versehentlich zwei Laboruntersuchungen verwechselt. Ihr Muttermal sei völlig harmlos und gutartig. Erneut empfängt das Gehirn einfach eine Sachinformation. Doch wieder bewerten Sie innerhalb eines Sekundenbruchteils: *»Entwarnung. Alles in Ordnung!«* Nun denken Sie das gegensätzliche Signal für Ihre Hirnchemie. Während das Gehirn diese Bewertung wiederum blitzschnell entschlüsselt und verarbeitet, bringt es nun komplett gegensätzliche Botenstoffe (unter anderem eine Extraportion Dopamin und Serotonin) in Umlauf. Diese neutralisieren bald wieder die panischen Gefühle. Zwar nicht so rasch wie die Panikreaktion, denn nichts generiert das Hirn so schnell wie Panik (Flucht), aber nach einer Weile löst sich die Angst wieder auf, und schon bald herrschen Gefühle der Erleichterung und Freude vor. Faszinierend, nicht wahr?

Unser Gehirn ist also ein hocheffizientes Labor für die blitzschnelle Produktion von verschiedenen Zuständen. Es ist in der Lage, innerhalb eines Sekundenbruchteils einen explosiven Botenstoffcocktail von Panik zu liefern und uns fluchtbereit zu machen. Genauso ist es je nach unserer Bewertung eines Sachverhalts imstande, uns einen herrlichen Cocktail aus Glücksgefühlen zu mixen – im Extremfall sogar mit berauschendem Endorphingehalt.

Was immer das Gehirn im Dienst Ihrer Bewertungen veranlasst, es betrifft stets unser gesamtes seelisches *und* körperliches Befinden. Mit der Produktion der jeweiligen Botenstoffe entscheidet das Gehirn über die gerade vorherrschende Emotion, über Lebensfreude, Ausgeglichenheit oder Nervosität, Stress, Ärger, Verkrampfung und so weiter. Unser Gehirn ist zwar der Produzent der unterschiedlichsten Gefühlszustände und spielt auf einer komplexen Klaviatur von Botenstoffen und Hormonen, die es permanent in Umlauf bringt. Aber nur als Diener, und zwar als Diener unserer Bewertungen!

Ein und dieselbe Sachinformation kann nämlich unterschiedlich bewertet werden, je nach der eigenen Bewertung ist es ein Glücksfall oder die totale Katastrophe. Für die eine Frau ist ein positiver Schwangerschaftstest beispielsweise die Hiobsbotschaft schlechthin; für eine andere Frau ist es *die* Glücksbotschaft, mit der sie lachend durch die ganze Wohnung tanzt.

Doch wie können wir dieses machtvolle Labor unseres Befindens willentlich steuern? Können wir es schaffen, im Zustand der Lebensfreude, der Leistungsfähigkeit und dabei der inneren Ruhe und Heiterkeit zu verweilen? Sind wir Herr über unsere Bewertungen und Denkweisen oder laufen diese automatisch ab?

Haben Sie zum Beispiel die Wahl, wie Sie die folgende Situation bewerten? Sie finden nach einem zweiminütigen Besuch in der Reinigung ein Knöllchen hinterm Scheibenwischer Ihres Wagens. Können Sie sich entscheiden, ob Sie sich darüber den Rest des Tages ärgern und grübeln, wieso Sie dauernd so ein Pech haben – und damit grünes Licht für die Produktion von »Ärgerstoffen« geben? *Können* Sie alternativ nicht auch beschließen, dass dieser Sachverhalt keinen Ärger lohnt, und es schaffen, stattdessen lieber an Erfreulicheres zu denken?

Natürlich können Sie das! Es ist reine Übungssache. Das funktioniert nicht nur bei solchen verhältnismäßig harmlosen Ärgernissen, sondern gelingt Ihnen mit der Zeit auch in schwierigeren Situationen. Man erkennt das Unvermeidbare, versucht, das Beste draus zu machen, und arbeitet optimistisch weiter daran.

Sobald Sie erkennen, dass Sie mit Ihren Bewertungen den ganzen Tag lang der Regisseur Ihres Befindens sind, sind Sie sofort auch motiviert, Ihre Bewertungen positiver oder lässiger und großzügiger zu gestalten.

In jedem Fall folgt Ihr Gehirn immer brav Ihrer Bewertung mit der passenden Produktion von Botenstoffen. Dabei variiert die Intensität entsprechend der Bedeutung, die Sie dem Thema beimessen.

Also keine Ausrede mehr für notorische Pessimisten, die spätestens jetzt wissen müssten, weshalb sie normalerweise nicht gerade vor Lebensfreude überschäumen und was sie dagegen tun könnten. Schlechte Nachrichten auch für Menschen, die Abneigung oder Hass kultivieren.

Achten Sie einfach darauf, ob Sie sich gestatten möchten, jemanden abgrundtief zu hassen. Und falls ja – beobachten Sie einmal, welchen Gefühlszustand Ihnen hasserfüllte Gedanken als Nachwirkung bescheren … Das allein sollte reichen, die »richtige« Wahl zu treffen.

Bewertungen sind Gewohnheitsmuster. Gewohnheiten sind veränderbar. Ein asiatischer Weisheitslehrer hat einmal gesagt, eine tiefgreifende Veränderung in der Psyche würde, wenn man sich darum bemüht, neun Monate erfordern; genau so lange, wie eine Schwangerschaft dauert. Nach neun Monaten habe sich ein neues Muster etabliert. Zum Beispiel ein Gedankenmuster voller Gelassenheit, Heiterkeit, Großzügigkeit oder Selbstliebe, bei dem das Gehirn seine »Best-of-Mixturen« voller Serotonin freisetzen darf.

Ernährung: Kann man Glück essen?

Essen für die gute Laune

Auch durch Ernährung können wir unser Wohlbefinden stärken. In den USA hat man dafür den Begriff *Mood Food* kreiert (»Essen für die [gute] Stimmung«). Denn eine der Möglichkeiten, auf die Produktion unserer Glücksbotenstoffe einzuwirken, beruht auf Ernährung. Eine Schlüsselsubstanz für gute Stimmung ist bekanntlich das körpereigene Glückshormon Serotonin. Weil der Körper es nur selbst herstellen kann, wenn genug L-Tryptophan ins Gehirn geschleust wird, sind für uns tryptophanhaltige Lebensmittel wichtig.

Eiweißreiche Lebensmittel haben solch einen hohen L-Tryptophangehalt. L-Tryptophan braucht außerdem Kohlehydrate oder Zucker, um ins Gehirn zu gelangen. Wie die Naschkatzen von uns längst wissen, hebt Süßes die Stimmung. Das liegt daran, dass Zucker die Bildung von Serotonin fördert, aber diese Wirkung verpufft auch schnell wieder. Komplexe Kohlenhydrate aus Reis, Kartoffeln, Nudeln oder Vollkornprodukten wirken länger. Nach diesem Prinzip funktioniert auch der Seelentröster Schokolade. Das enthaltene L-Tryptophan schenkt uns in Kombination mit dem hohen Zuckergehalt den »Gute-Laune-Kick«. Noch dazu enthält das Kakaopulver besondere Stimmungsaufheller wie Theobromin und Phenylethylamin. (Es muss ja nicht täglich eine ganze Schokoladentorte sein.)

Es gibt noch weitere Nahrungsmittel, die einen hohen Gehalt an L-Tryptophan aufweisen, zum Beispiel:

- Hülsenfrüchte
- Obst, besonders Bananen, Heidelbeeren, Ananas, Papaya, Mango und Himbeeren
- Haselnüsse, Cashewkerne und Erdnüsse
- Kartoffeln und Reis
- Milch und Milchprodukte wie Quark oder Joghurt
- Käse, besonders Parmesan, Emmentaler und Edamer
- Sojaprodukte
- Haferflocken
- Sesam
- Eier

L-Tryptophan ist übrigens auch für den Schlaf wichtig. Deshalb wirkt der bewährte Schlaftrunk, die heiße Milch mit Honig, so gut. Die Zuckermoleküle des Honigs transportieren das L-Tryptophan der Milch nämlich schnellstens ins Gehirn, wo daraus die Schlafbotenstoffe (Serotonin und Melatonin) gebildet werden.

Serotonin hingegen können wir nicht essen, sondern nur seine Produktion unterstützen. Das Hormon kommt im menschlichen Organismus im Gehirn und im Darm vor. Etliche Früchte (Bananen, Trauben, Äpfel, Ananas und Pflaumen) enthalten Spuren davon, darüber lässt sich zwar der Gehalt an Serotonin im Darm beeinflussen, aber im Gehirn nicht. Doch über die genannten Nahrungsmittel mit höherem L-Tryptophan-Gehalt funktioniert die Serotoninproduktion des Körpers sehr gut. Schokolade zum Beispiel liefert mit ihrem hohen L-Tryptophan-Gehalt in Kombination mit Zucker eine schnelle Produktion von Serotonin mit dessen stimmungsaufhellender Wirkung.

Wichtige Voraussetzung für die Umwandlung von L-Tryptophan in Serotonin ist die ausreichende Zufuhr an Vitamin B_6. Außerdem werden für eine hohe Serotoninproduktion Selen und Omega-3-Fettsäuren benötigt. Auch Selenmangel ist aufgrund unserer Monokulturen weit verbreitet und führt unter anderem zu einem geschwächten Immunsystem. Biogemüse enthält meist etwas mehr Selen als konventionell produziertes. Diese »Gute-Laune-Grundstoffe« sind vor allem in folgenden Lebensmitteln enthalten:

- Vollkornprodukte, Kartoffeln, Bananen, Linsen, Spinat und Fisch (unter anderem Selen und Vitamin B_6),
- Eier, Vollkorngetreide in Brot oder Vollkornflocken, Sesam, Sonnenblumenkerne, Nüsse und Lachs (Selen und Omega-3-Fettsäuren).

Ein anderer Faktor, der die Serotoninbildung fördert, ist übrigens Tageslicht – am besten strahlender Sonnenschein. Um die körpereigene Bildung von Serotonin anzukurbeln, bewegen Sie sich am besten in frischer Luft und Sonnenschein. Typisch ist in dem Zusammenhang, dass zu Depressionen neigende Menschen in den lichtarmen Herbst- und Wintermonaten mehr Appetit auf süße und kohlenhydratreiche Nahrung verspüren als im Sommer.

Bilanz: Viel Sonne, gesunde Ernährung, Bewegung und ausreichend Entspannung und Schlaf erhöhen unseren Serotoninspiegel, und das umso intensiver, wenn wir gleichzeitig die typischen »Serotoninkiller« meiden, nämlich die durch Aufregung, Streit und Ärger entstehenden Stresshormone.

Auch Vitamine und Mineralstoffe sind an der Stimmungslage beteiligt – besonders die B-Vitamine. Deren Vorhandensein ist wichtig für die gesamten Stoffwechselvorgänge. Ein Mangel an Vitamin B_1 könnte für Depressionen und Müdigkeit verantwortlich sein! Jede Art von Nährstoffmangel kann unser Wohlbefinden oder den guten Schlaf beeinträchtigen. Viele Menschen haben unbemerkt einen Mangel an Nährstoffen, den man aber über eine Blutuntersuchung einfach feststellen kann. Lassen Sie im Zweifelsfall einen solchen Test durchführen, um einen Mangel an Magnesium, B-Vitaminen oder Aminosäuren aufdecken zu können.

Exkurs: Kann sich der Konsum von Tierprodukten auf die Stimmung auswirken?

Dieses Thema ist brisant und ideologisch besetzt. Es ist hier jedoch keinesfalls meine Absicht, eine ideologische Diskussion vom Zaun zu brechen. Allenfalls möchte ich mit Ihnen, liebe Leserin und lieber Leser, ein paar wenige eigene Gedanken dazu teilen, die jedoch jeder selbst nach seinem Ermessen als Inspiration nehmen kann, aber keinesfalls soll oder muss.

Bei diesem Thema kommt nämlich eine ganz bestimmte Überlegung ins Spiel, und wir müssen etwas weiter ausholen. Die psychiatrische Traumaforschung hat längst festgestellt, dass ein Trauma oder eine seelische Verletzung nicht allein in der Erinnerung, sondern auch im Körpergewebe abgespeichert ist. Therapeutische Pionierin darin, diese im Körper deponierten alten Schmerzen und Ängste aufzulösen, war Dr. Ida Rolf (1896–1979). Die amerikanische Biochemikerin entwickelte in den Fünfzigerjahren die Therapie des »Rolfings«. Diese kraftvolle, gezielte Tiefengewebsmassage löst solche traumatischen Ängste und alte durchlittene Schmerzblockaden. Auch viele später entwickelte Körpertherapien bedienen sich dieser Erkenntnis, dass Schmerzen, Ängste, Schocks und unbewältigte Emotionen in den Körper- und in den Organzellen gespeichert sind. Wie diese Erinnerungen psychosomatisch und chemisch abgespeichert sind, ist noch nicht genau erforscht, vermutlich handelt es sich um Aminosäureverbindungen und molekulare Neurotransmitter, die sich im Gewebe, besonders in den Faszien, festsetzen.

Scheinbar dazu passend häufen sich die – allerdings wissenschaftlich nicht zuverlässig dokumentierten – Behauptungen, dass sich bei

Transplantationen, insbesondere des Herzens, Gefühle und gewisse Befindlichkeiten der Spender auf die Empfänger übertragen.

Darüber kommen wir zur Kernfrage in diesem Zusammenhang. Sie lautet: Ist es möglich, dass die Gewebs- und Organzellen in Fleisch und tierischen Produkten ebenfalls bestimmte Gefühlsbotenstoffe aus Panik und Trauma speichern können?

Denn dass Säugetiere intensive Angst und Panik empfinden können, dürfte niemand bestreiten; dass sie unglücklich sein können, ebenfalls nicht.

Falls die Todesangst, die Hilflosigkeit und der Schock des Tieres auf dem Weg zur Schlachtbank in seinem Fleisch und seinen Organen gespeichert sein sollten, müssten wir daraus schließen, dass Fleischkonsum zumindest bei sensiblen Naturen nicht unbedingt stimmungsverbessernd wirkt. Und ob Milch von Kühen in der Massentierhaltung mit Glückshormonen durchsetzt sein kann, ist ebenfalls zweifelhaft.

Dies sind jedoch nur meine subjektiven Gedanken dazu. Ich möchte das nicht weiter ausführen, sondern lediglich dazu anregen, dass Sie bei Interesse ein wenig recherchieren und Ihre eigenen Schlussfolgerungen ziehen.

Natürliche Lebens- und Heilmittel als Antidepressiva

Meine ganz persönliche Erfahrung hierzu ist, dass meine vegetarische Ernährung (mit nur wenig Milchprodukten) meine Fitness, meinen Schlaf und meine gesamte Vitalität erheblich verbessert hat. Nun gönne ich mir statt Fleisch, Milch und Zucker viele leckere sogenannte Superfoods in Bioqualität. (Unter dem Begriff »Superfoods« fasst man im Allgemeinen Lebensmittel zusammen, die aufgrund ihres Nährstoffgehalts günstigere Wirkungen auf die Gesundheit haben als andere Nahrungsmittel.) Auf meinem Speiseplan stehen Bioschokolade und -kakao ganz oben, auch Biorotwein und cremiges Mandelmus sind delikat, und sämtliche Biogewürze wie Kurkuma, frischer Ingwer, Kräuter und so weiter, welche die Vitalität fördern. Zu den sogenannten Superfoods zählen auch Extrem-Fitmacher wie frische Bio-Rote-Bete, Avocados, grünes Gemüse, Beeren, Granatapfel, Nüsse, Sonnenblumenkerne usw. Wenn ich mir etwas ganz besonders Gesundes schenken möchte, gibt es einen Gemüse-Frucht-Smoothie mit Gerstengras, Kokosnuss und frischen Himbeeren.

Meine Devise lautet aber grundsätzlich, dass Nahrung schmecken und Spaß machen muss! Wenn das Essen krampfhaft-diszipliniert erfolgt, ist vermutlich auch die heilsame Wirkung von »Superfoods« reduziert.

Um die körperliche und geistig-seelische Verfassung grundsätzlich zu verbessern, können wir also sehr alltägliche Hilfsmittel nutzen. Eine erstaunliche Auswirkung besitzt, wie wir gesehen haben, die Art der Nahrungsmittel: Wenn wir die Ernährung optimieren, verbessern wir nicht nur das physische Wohlbefinden, sondern auch die Stimmung allgemein.

Bei einer akuten Depression ist beispielsweise Johanniskraut die wichtigste Hilfe aus der Naturheilkunde. Dieses altbewährte Kraut ist zu neuer Ehre gelangt, seit jüngere wissenschaftliche Untersuchungen belegen, dass Johanniskraut in hoher Dosierung mit schulmedizinischen Depressionsmedikamenten mithalten kann. Außerdem wird zurzeit noch vielfach unterschätzt, wie wesentlich es ist, über eine gesunde Darmflora zu verfügen, die ja ebenfalls maßgeblich durch die Ernährung beeinflusst wird. Auch Letzteres entspricht den neuen Studien zu psychosomatischen Zusammenhängen und macht den erheblichen Einfluss des Darm-Mikrobioms auf die Psyche deutlich.

Probiotika

Die neueren wissenschaftlichen Erkenntnisse zur Wirkung von Probiotika auf die Psyche möchte ich Ihnen in dem Zusammenhang als Erstes vorstellen. Nach diesen Forschungen kann der Einsatz probiotischer Bakterien Depressionen abmildern!

Unter Probiotika versteht man Zubereitungen mit lebensfähigen Mikroorganismen, die nach ausreichender (oraler) Zufuhr einen gesundheitsfördernden Einfluss auf den Wirtsorganismus haben können. Probiotika werden als Zugabe in Lebensmitteln, aber auch separat in Form von Arzneimitteln angeboten. Der Begriff setzt sich zusammen aus den griechischen Wörtern *pro* (»für«) und *bíos* (»Leben«).

Jeder Mensch beheimatet bekanntlich zahllose verschiedenste Mikroorganismen im Darm. Deren Funktion liegt darin, uns bei der Verdauung zu helfen, vor Infektionen mit schädlichen Bakterien zu schützen und unser Immunsystem zu stärken. Besagte Studien zeigen neuerdings auf, dass sogar Angststörungen oder Depressionen unter anderem auch durch eine gestörte Darmflora verursacht sein können. Mit Probiotika kann man die Wiederherstellung eines ausgewogenen Verhältnisses der Bakterien untereinander anregen.

Aber weshalb spielt denn gerade der Darm für unser körperliches und seelisches Befinden eine so wichtige Rolle?

Das hängt unter anderem mit der ursprünglichen Entwicklung des Körpers zusammen. Beim Embryo wandert ein Teil des Gewebes, das für die Nervenentstehung zuständig ist, in das zukünftige Gehirn und in das Rückenmark. Dort entwickelt es sich zum zentralen Nervensystem (ZNS). Aber auch im Bauch und im Darm lagert sich dieses Gewebe an, genannt »enterisches Nervensystem«, kurz ENS. Daher spricht man auch vom »zweiten« beziehungsweise »Bauch-« oder »Darmgehirn«.

Es stellte sich bei Untersuchungen heraus, dass tatsächlich mehr Informationen als neuronale Impulse vom Darm hinauf zum Hirn geliefert werden als vom Hirn hinunter zum Darm!

Ein weiterer erstaunlicher Befund zeigt, dass die Menge des »Glückshormons« Serotonin in den Nervenzellen des Darms deutlich höher ist als im Gehirn. Da ein starker Serotoninmangel im Gehirn depressive Stimmungen verursacht, kann dies auch mit dem Serotoningehalt in den Darmzellen zusammenhängen. Denn die Serotoninmenge im Gehirn wird durch jene aus dem Darm »verstärkt«. Ist der Darm aber nicht gesund, kann er nicht genug Serotonin liefern. In seinem Artikel über weniger bekannte Ursachen von Angst und Depressionen schlussfolgert Dr. Rainer Mutschler, dass die Psyche erheblich profitiert, wenn der Darm gesund ist.[7]

Nun untersuchten Forscher dazu in Tierversuchen die Hirnfunktionen und das Verhalten von Mäusen, deren Darmflora sie verändert hatten.

Laut den Forschern um Stephen Collins von der renommierten kanadischen McMaster University geht unter anderem das Reizdarmsyndrom häufig mit psychischen Störungen in Form von Depressionen oder Angst einher. Die Zusammensetzung der Darmbakterien der Patienten gilt als denkbare Ursache dieser psychischen Dysbalancen.

Um dies genauer zu untersuchen, verabreichten Forscher ihren Labormäusen Antibiotika, welche bekanntlich auch die »guten« Darmbakterien abtöten. Verhaltensanalysen der Mäuse zeigten anschließend, dass manche waghalsiger, andere dagegen ängstlicher als zuvor agierten. Die Wissenschaftler führten dies auf den veränderten Spiegel des Neurotransmitters BDNF im Gehirn zurück, weil dieser im Zusammenhang mit Depressionen und Angstzuständen steht.

Und als sich nach einiger Zeit die Darmflora der Mäuse wieder erholt hatte, zeigten sie ihr normales Verhalten wie zuvor.

Dem gingen die Forscher nun noch genauer nach. Sie besiedelten den Darm ihrer Versuchstiere mit Bakterien von Artgenossen mit einem entgegengesetzten Verhaltensmuster. Also erhielten die mutigen Mäuse die Darmflora der ängstlichen und umgekehrt. Es stellte sich heraus, dass die eher passiven Nager durch »Draufgängerbakterien« ihrer tollkühnen Kollegen deutlich aktiver und risikofreudiger wurden. Umgekehrt – dito![8]

Ein amüsantes »*SPIEGEL*-Online«-Zitat zu diesen Zusammenhängen möchte ich Ihnen hier nicht vorenthalten (mit »Kollegen« sind dabei Darmbakterien gemeint):

Die Kollegen im Darm könnten sogar unser Verhalten steuern. In einem denkwürdigen Experiment verpflanzten Forscher ängstlichen Mäusen die Darmflora mutiger Tiere. Die Angsthasen-Mäuse trauten sich danach tatsächlich mehr. Trotzdem lohnt es sich noch nicht, Jagd auf den Stuhl tapferer Feuerwehrmänner zu machen: Mäuse sind keine Menschen.[9]

Und Mäuse arbeiten andererseits relativ selten bei der Feuerwehr.

Aber ernsthaft: Was wir da mit einem Schmunzeln zur Kenntnis nehmen, ist nicht einmal mehr Zukunftsmusik! Tatsächlich wendet die Humanmedizin seit geraumer Zeit mit deutlichen Erfolgen eine Therapie bei bisher als schwer oder unheilbar geltenden chronisch-entzündlichen Darmkrankheiten an, indem sie ein gesundes Mikrobiom in den Darm des Kranken transplantiert.

Viele Forschungsergebnisse dokumentieren die erhebliche Wirkung der Darmflora auf die Verhaltensmuster und das seelische Befinden. Als »Star« unter den stimmungsverbessernden Darmbakterien kristallisiert sich bei solchen Untersuchungen derzeit übrigens der *Lactobacillus rhamnosus* heraus.

Solche spannenden Ergebnisse legen nahe, die psychische Verfassung auch bei uns Zweibeinern durch eine gute und toughe Darmflora zu dopen! Eine Umstellung der Ernährung und die Einnahme hochwertiger Probiotika können die Darmflora – und damit verbunden die Stimmung – wieder in Bestform bringen.

Tipps zur Förderung der »guten« Darmbakterien
- Essen Sie sich gesund! Goldene Regel: Je weniger verarbeitet die Lebensmittel sind, desto gesünder. Eine Ausnahme bilden milchsauer vergorene oder fermentierte Lebensmittel wie zum Beispiel Sauerkraut. Roh gegessen fördert gerade Sauerkraut die gesunde Darmflora wie kein anderes Lebensmittel und tötet gleichzeitig sogar krankheitserregende Keime im Darm ab.

- Reduzieren Sie Zucker, denn alle Arten von Zucker nähren die »schlechten« Bakterien in der Darmflora. Diese verdrängen dann die »guten« Darmbakterien.
- Meiden Sie Antibiotika wenn irgend möglich, denn die »guten« Darmbakterien, die zudem maßgeblich zum Immunsystem beitragen, werden dadurch abgetötet.
- Mussten Sie doch einmal Antibiotika nehmen, dann regenerieren Sie Ihre Darmflora danach am besten durch langfristige Einnahme guter Probiotika.

Johanniskraut

Johanniskraut (*Hypericum perforatum*) ist in Europa eines der meistverkauften Phytopharmaka und wird als pflanzliches Beruhigungsmittel und Antidepressivum eingesetzt. Bekanntlich ist es ein überliefertes pflanzliches Heilmittel, das seit Jahrhunderten hilft, Ängste zu lindern und trübsinnige Stimmungen zu durchlichten. Nachdem diese Wirkung vor etlichen Jahren jedoch wissenschaftlich umstritten war, ist das Kraut nun rehabilitiert. Heutzutage gilt es nach neueren wissenschaftlichen Erkenntnissen wieder als das mit Abstand wirksamste pflanzliche Antidepressivum. Und nicht nur das!

Johanniskraut scheint vielen Studien zufolge selbst bei mittelschweren Depressionen genauso gut zu helfen wie die entsprechenden schulmedizinischen Medikamente. Vermutlich fördert es in seiner Eigenschaft als pflanzliches Antidepressivum unter anderem die Serotoninproduktion im Gehirn. Zudem erhöht Johanniskraut die

Lichtempfindlichkeit des Körpers – und auch Sonnenlicht intensiviert, wie schon beschrieben, die Serotoninbildung.

In der *Süddeutschen Zeitung* wurde im Mai 2010 ein Artikel veröffentlicht, der die Wirksamkeit der altbekannten Heilpflanze Johanniskraut bestätigt: Wissenschaftler von der Berliner Charité, ein Team um Armin Szegedi, haben die Wirkung in einer Online-Veröffentlichung des *British Medical Journal* beschrieben.[10] Der Psychiater und seine Mitarbeiter hatten 251 Patienten mit mittelschweren bis schweren Depressionen untersucht. In einer Blindstudie erhielten 125 depressiv Erkrankte ein Johanniskrautpräparat und 126 das Standard-Antidepressivum Paroxetin. Nach sechs Wochen Therapie zeigte sich, dass sowohl Johanniskraut als auch Paroxetin wirkten, Johanniskraut sogar leicht besser als Paroxetin. Paroxetin-Patienten erlitten dabei fast doppelt so häufig Nebenwirkungen wie Bauchschmerzen oder Probleme des Zentralnervensystems (Müdigkeit, Schwindelgefühl und Kopfschmerz).

Ob Johanniskraut auch bei schweren Depressionen ausreichend wirkt, ist umstritten. Klaus Linde von der Technischen Universität München hat 37 klinische Studien zu diesem Thema ausgewertet. Demnach hilft Johanniskraut gegen schwere Depressionen nicht so gut wie gegen leichte, was aber auch für pharmazeutisch-chemische Antidepressiva zutrifft.

Bei Pflanzenpräparaten wie dem Johanniskraut ist ebenso die Art der Aufbereitung und Verabreichung wichtig und beeinflusst dessen Wirkung. Johanniskraut hat zwar weniger Nebenwirkungen als chemische Arzneimittel, aber auch diese pflanzliche Therapie ist nicht für jeden Patienten geeignet. Die bereits genannte Lichtempfindlichkeit, die durch die Einnahme von Johanniskraut entsteht, ist zu beachten, und die Wechselwirkung mit anderen Medikamenten wird teilweise sogar als bedenklich bezeichnet. Demnach kann Johanniskraut die Wirkung mancher Blutgerinnungshemmer, Herzmedikamente, Immunsuppressiva oder Aidspräparate abschwächen. Daher dürfen Patienten, die solche Mittel einnehmen, kein Johanniskraut gleichzeitig anwenden.

Experten weisen darauf hin, dass die Extrakte – wie andere Antidepressiva auch – ihre volle Wirkung erst nach mindestens zweiwöchiger Einnahme entfalten. Man sollte also etwas Geduld und Konsequenz aufbringen und die Behandlung nach Eintritt der Wirkung noch wenigstens vier Wochen fortsetzen. Johanniskraut als Tee enthält laut Expertenmeinung zu geringe Wirkstoffmengen, um bei Depressionen zu helfen. Generell empfehlen Ärzte meistens, dreimal täglich 300 bis 900 Milligramm Extrakt einzunehmen, also eine Tagesdosis von 900 bis 2700 Milligramm. Auch der Extrakt in Tropfenform gilt als sehr wirksam, hier ist die Dosis mit dem Arzt abzusprechen.

Ebenfalls wird mitunter eine Kombination von Johanniskraut mit der Passionsblume empfohlen, die optimale Dosierung ist bei dieser Kombination jedoch umstritten.

Rückfallvorbeugung durch die »MBCT-Methode«

Kommen wir am Ende des Buches noch einmal zurück zur Therapie. Wenn Sie eine Depression überwunden haben und zur Vorbeugung vor Rückfällen Unterstützung benötigen, besteht eine gute Möglichkeit darin, die »Achtsamkeitsbasierte Kognitive Therapie« anzuwenden. Sie heißt im Englischen »Mindfulness Based Cognitive Therapy (MBCT)« und wurde von US-amerikanischen Psychotherapieforschern und kognitiven Verhaltenstherapeuten entwickelt. Diese Methode wird vor allem als Gruppentherapie praktiziert, es handelt sich dabei um Elemente der bereits erwähnten Achtsamkeitsbasierten Stressreduktion (MBSR) nach Jon Kabat-Zinn in Verbindung mit der sogenannten Kognitiven Verhaltenstherapie.

Die Achtsamkeitsbasierte Kognitive Therapie wird in der Regel als Gruppentherapie mit etwa zwölf Teilnehmern durchgeführt und dauert acht Sitzungen im Abstand von je einer Woche. Angelehnt an die MBSR werden verschiedene achtsamkeitsbezogene Übungen eingeführt, beispielsweise Atemmeditation, Achtsamkeitsmeditation, Gehmeditation und Yoga-Übungen. Parallel dazu werden die klassisch kognitiv-verhaltenstherapeutischen Interventionen durchgeführt (zum Beispiel Psychoedukation zur Depression, Beobachtung von und Umgang mit »automatischen« Gedanken, der Aufbau angenehmer Aktivitäten).[11]

Das MBCT-Programm richtet sich an Personen, die akut nicht depressiv sind, aber bereits mehrere depressive Episoden erlebt haben. Da sich bei depressiven Menschen die Gedanken häufig verselbstständigen und wie von einem »Autopiloten« auf Einbahnstraßen gelenkt werden, lernt man im Achtsamkeitsprogramm aus diesen Gedankenschleifen auszusteigen und sich ins Hier und Jetzt zurückzuholen.[12]

Sie wissen an dieser Stelle sicher bereits, um welche Methoden es sich handelt, da diese zum größten Teil auch in unserem Buch aufgeführt sind.

Im Internet finden Sie auf den Websites zur MBCT nicht nur weitere Informationen, sondern auch Therapeuten, die in Ihrer Umgebung Kurse darin anbieten.[13]

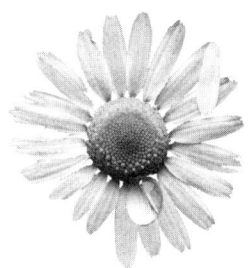

Ihnen, liebe Leserin und lieber Leser, wünsche ich abschließend nun von ganzem Herzen, dass Sie wieder zu Ihrer innersten Glücksquelle finden. Dass Sie auf Ihre ganz individuelle Art erfolgreich sind und dass Sie in heiterer Gelassenheit und Frieden leben.

Mögen Sie glücklich sein.
Mögen alle fühlenden Wesen glücklich sein.

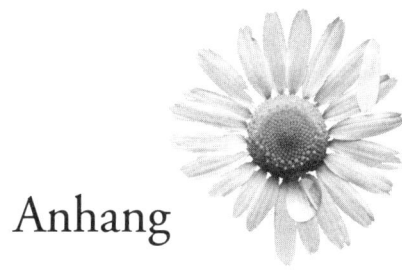

Anhang

Meditation – ein spannendes Thema der aktuellen Hirnforschung!

Vorab einige Kernsätze, die die Ergebnisse aktueller wissenschaftlicher Kommentare wiedergeben:

- Meditation verändert die Verarbeitung von Gefühlen. Bewusstes Wahrnehmen von Ängsten beispielsweise kann diese lindern.
- Eine Kombitherapie aus Achtsamkeitsmeditation und Gruppenpsychotherapie kann sogar Depressive vor Rückfällen bewahren.
- Meditierende spüren weniger Schmerz als Nichtmeditierende. Dabei ist ihre Insula, eine Cortex-Region, die unter anderem Schmerz verarbeitet, stärker durchblutet.
- Die spektakulärste Erkenntnis aus jüngerer Zeit: Meditation hält die Hirnalterung auf. Graue und weiße Substanz bleiben auf jugendlichem Niveau erhalten.[14]

Für die Vorteile der Meditation interessiert sich längst auch die Wirtschaftspsychologie, was selbst den Menschen, die dieser Disziplin eher kritisch gegenüberstehen, vor allem eins deutlich machen kann: nämlich dass »es sich lohnt«, regelmäßig zu meditieren, dass man also einen konkreten, wenn nicht gar messbaren Nutzen davon hat. Auf der Webseite www.wirtschaftspsychologie-aktuell.de/strategie/strategie_2013.html zum Beispiel finden Sie in diesem Sinne informative weiterführenden Links. Hier einige knapp zusammengefasste Infos aus diesen sogenannten »Strategielinks«:

Bereits 2005 stellte man in einer wissenschaftlichen Untersuchung von meditierenden Mönchen fest, dass bei einer regelmäßigen meditativen Praxis besonders starke Aktivitäten im linken Stirnhirnlappen zu beobachten sind. Interessanterweise hat die Glücksforschung bewiesen, dass genau dieser Gehirnbereich schlechte Gefühle abzuschalten vermag.

Bei einem intensiven Flow-Erlebnis, wie beispielsweise im Optimalfall einer Meditation, wird Dopamin, ein wichtiger Neurotransmitter und eins der »Glückshormone«, ausgeschüttet. Dopamin ähnelt hier der Wirkung von Beta-Endorphin, dem potentesten endogenen Opioid, das einen euphorisierten Zustand auslöst.

Dass sich im übrigen die Mitgefühlmeditation lohnt (in diesem Buch »Freundlichkeitsmeditation« genannt), davon ist der bereits erwähnte Molekularbiologe und buddhistische Mönch Matthieu Ricard überzeugt. Mit weit über 40 000 Stunden Meditationspraxis vermag er seine empirische Erfahrung kompetent mitzuteilen, sodass es auch von seinen wissenschaftlichen Kollegen verstanden wird. »Wenn also irgendjemand die Kluft zwischen den uralten Traditionen des tibetischen Buddhismus und der modernen Wissenschaft überbrücken kann, dann ist es Matthieu.«[15] Man sagt ihm die Fähigkeit nach, Mitgefühl gering, mittelmäßig und hoch dosieren zu können. Mit der höchsten Dosierung fühle er sich am wohlsten, sagt er dazu.

Die Strategierubrik »Sich gesund meditieren« vermittelt in diesem Zusammenhang ähnliche Studienergebnisse: Barbara Fredrickson hat mit ihrem Forscherteam untersucht, wie Meditation wirkt und ob sie zur Gesundheit beiträgt. Zuerst stellte sie eine Verbesserung des sozialen Miteinanders durch Meditation fest. Büroangestellte fühlten sich durch Meditieren wohler und empfanden sich stärker als Teil der Gemeinschaft.

Fredrickson vermutet, dass positive Gefühle den Geist öffnen und den Aufbau neuer Fähigkeiten fördern. Zusammen mit ihrem Forscherteam untersuchte sie, wie Freude oder Liebe – ausgelöst durch bestimmte Meditationen – die körperliche Gesundheit stärken. Ihre Studie »How Positive Emotions Build Physical Health« wurde im Mai 2013 in der Online-First-Version der Fachzeitschrift *Psychological Science* veröffentlicht:

Ihr Forscherteam trainierte 65 Angestellte der University of North Carolina sechs Wochen lang in der sogenannten Metta-Praxis. Fredrickson nannte diese Methode in ihrer Studie »Stille Freudenswünsche«.

Jeden Tag wurde diese Methode für eine Viertelstunde an einem ruhigen Ort in aufrechter Sitzhaltung praktiziert. Es wurden dabei in Gedanken formelhafte Wünsche für Glück oder Freude wiederholt. Vor und nach dem Training wurde mit Elektroden die Aktivität des Vagusnervs gemessen.

Der Vagusnerv als Teil des vegetativen Nervensystems ist aktiv, wenn das Herz oder die Organe des Bauchraums entspannen. Eine *höhere Aktivität des Vagusnervs steht also für entspanntes Wohlbefinden* und ist zudem ein Marker für Gesundheit. Dies belegt eindeutig die positive Wirkung der Meditation auf die Psychosomatik.

Fredrickson kommt zu folgenden Resultaten der Freudens-wünsche- beziehungsweise der Liebende-Güte-Meditation:

- *Gute Gefühle:* Im Gegensatz zur Kontrollgruppe nahmen die Meditierenden schon nach sechs Wochen signifikant mehr Freude, Hoffnung, Dankbarkeit, Liebe und weniger negative Gefühle wahr.
- *Bessere Bindung:* Der positivere Gefühlszustand bewirkte, dass die Beziehungen zu anderen Menschen enger und besser wurden.
- *Aktiver Vagusnerv:* Die positiven Gefühle und die besseren Bindungen führten zu einer größeren Vagusaktivität. Das ist ein objektiver Befund für bessere Gesundheit und tiefere Entspannung.
- *Glücksspirale:* Die Meditation bewirkte eine Art »Glücksspirale«. Die positive Gefühlsstimmung führte zu besserem Miteinander, der Vagusnerv funktionierte aktiver, das Wohlbefinden war auf psychischer und physischer Ebene nochmals verstärkt.

Das Forscherteam gelangt zu einer sehr positiven Schlussfolgerung: Regelmäßig kultivierte gute Gefühle seien geradezu ein Nährstoff für den Körper, stärkten das Miteinander und verbesserten die vegetative Gesundheit, was dazu führe, dass Menschen dann sogar noch mehr auf freudvolle Momente und gute Beziehungen achteten.

Es wurden also durch diese Meditationsform deutlich wahrnehmbare positive körperliche Veränderungen im vegetativen Nervensystem und in der Psyche verursacht.[16]

Hier eine andere Zusammenfassung, sie stammt aus der *Badischen Zeitung* vom 22. Mai 2014, Online-Rubrik Medizin:
»Meditation kann gegen Krankheiten wie Depressionen helfen«, heißt es in der Überschrift. Meditationstechniken würden zunehmend auch in der westlichen Medizin ernst genommen: Die ursprünglich buddhistischen Techniken könnten gegen Depressionen, chronische Schmerzen und ADHS helfen.

Die buddhistische Praxis des meditativen Gewahrseins, von Jon Kabat-Zinn als Methode zur Stressbewältigung in die klinische Praxis eingeführt, habe mittlerweile in die Behandlung von Depressionen oder Essstörungen, HIV oder Krebs Einlass gefunden. Als esoterische Spinnerei oder bloßes Wellnessangebot werde sie längst nicht mehr abgetan, selbst viele Krankenkassen bezuschussten Achtsamkeitskurse zur Stressbewältigung. Die Zahl der wissenschaftlichen Veröffentlichungen dazu explodiere.[17]

In einem NetDoktor-Artikel mit dem Titel »Meditation kann bei Depression helfen« finden sich folgende Informationen: Positive Auswirkungen werden von Forschern vor allem der sogenannten »Mindfulness Meditation« zu geschrieben. Gute Resultate erziele Meditation auch bei Depression. Positive Effekte ließen sich zudem bei der Behandlung von Angstzuständen nachweisen, zudem scheine Meditieren schmerzlindernd zu wirken.[18]

Seitdem man dem Gehirn bei seinen Aktivitäten im Magnetresonanztomografen zuschauen kann, finden Forscher es hochinteressant, darin auch Meditation in ihrer Wirkung auf das Gehirn zu untersuchen (»Der Mönch in der Maschine«[19]).

Neurowissenschaftler haben sich seit 2001 unter anderem mit der neuronalen Plastizität (der Eigenschaft von Hirnrealen und Synapsen, sich zu verändern) des Gehirns beschäftigt und mittels Magnetresonanztomografie herausgefunden, dass Achtsamkeitspraxis und Meditation allgemein die Hirnstruktur messbar und positiv für das individuelle Erleben beeinflussen.

Einem weiteren NetDoktor-Artikel vom 15. März 2012 zufolge bewirkt Meditation ein größeres Gehirn und klares Denken. Forschern des UCLA Laboratory of Neuro Imaging zufolge hätten Langzeitmeditierende nicht nur mehr graue Zellen. Auch die Oberfläche des Hirns werde durch regelmäßigen Rückzug der Sinne größer, wodurch Nervenprozesse besser abliefen.[20]

Gehirnforscherin Britta Hölzel hat über acht Wochen eine Studie mit sechzehn Versuchspersonen durchgeführt. Es wurden Magnetresonanzbilder vor und nach Achtsamkeitsmeditationen gemacht. Dabei stellten die Forscher vom Massachusetts General Hospital der Harvard Medical School fest, dass sich in dieser kurzen Zeit bereits Zellstrukturen messbar veränderten. Im sogenannten Mandelkern (Amygdala) habe die Hirnsubstanz abgenommen. Dieser Bereich wird bei negativen Empfindungen sowie Stress oder Ängsten aktiviert.

Sehr interessant sei dabei vor allem die Zone der sogenannten Inselrinde, wo die größte Oberflächenvergrößerung festzustellen gewesen sei. Die Inselrinde ist beispielsweise für subjektive emotionale

Erfahrung, für Empathie und für die eigene Körperwahrnehmung verantwortlich. »Menschen mit langjähriger Meditationspraxis sind bekanntlich Meister der Selbstbeobachtung, Bewusstheit, Gefühlskontrolle sowie Selbstregulierung. Insofern stimmen unseren Ergebnisse mit diesen Beobachtungen überein«, erklärt dazu die Studienleiterin Eileen Luders.[21]

Eine Studie von Sara Lazar bestätigt durch Hirnscans die Selbsteinschätzung der Menschen, die meditieren. Im Gegensatz zur Kontrollgruppe fühlten sie sich deutlich wohler und ausgeglichener. Eine weitere Studie hatte ergeben, dass die altersbedingte Abnahme von Hirnsubstanz im Stirnhirn bei Meditierenden verringert sei. Diese Areale haben mit Planen, bewusstem Handeln und Problemlösung zu tun. Bei älteren Menschen werden diese Bereiche nicht mehr so intensiv benutzt, daher erfolgt ein Abbau dieser Hirnzellen. Durch Meditation oder sonstiges geistiges Training würden diese Gehirnzellen erhalten und blieben funktionsfähig ...[22]

Noch tiefer gehen die Studien des Emotionsforschers Richard Davidson von der University of Wisconsin, Madison. Auch er untersuchte tibetische Mönche mit Langzeiterfahrung in Meditation in Magnetresonanztomografen. Bei ihnen zeigte sich eine deutlich höhere Aktivität der Großhirnrinde des Stirnhirns auf der linken Seite. Diese Aktivität entspricht laut Davidson einer positiven Grundstimmung, also Gelassenheit, Heiterkeit und innerer Ruhe. Meditierende bekamen von ihren Mitmenschen oft das Feedback, sie seien gelassener, aufmerksamer und fröhlicher geworden. Sie sagen auch von sich selbst, dass sie sich bewusster und lebendiger fühlen und ihre Umwelt intensiver wahrnähmen als vor der Meditationserfahrung. Viele bezeichnen sich als problemresistenter als vor den Jahren der Meditation. Sie seien heiterer geworden und lachten mehr, reagierten empathischer und fühlten sich mehr betroffen, wenn jemand Schwierigkeiten habe oder leide. Langzeitmeditierende beobachteten auch, dass negative Emotionen oder Stimmungen nur noch kurzfristig vorhanden seien und dass sie ihr inneres Gleichgewicht viel schneller wiederfänden. Die feststellbaren Unterschiede zwischen Meditierenden und Nichtmeditierenden seien signifikant.

Erfahrene Meditierende zeigten auch bei verschiedenen Meditationstechniken eine geringere Aktivität im Gehirnbereich, der mit Aufmerksamkeitsfehlern und Störungen wie Phobien verbunden ist oder mit der Aufmerksamkeitsdefizit-Hyperaktivitätsstörung (ADHS) und dem Aufbau von Betaamyloidplaques (Alzheimer-Krankheit).[23]

Bei Probanden, die die Mitgefühlsmeditation praktizierten, konnte mithilfe eines Elektro-Enzephalogramms (EEG) »während der Meditation eine stärkere Gammaaktivität gemessen [werden] als je in der wissenschaftlichen Literatur beschrieben. Gammawellen sind hochfrequente Gehirnströme, die bei kognitiven Höchstleistungen entstehen, etwa in Bewusstseinsprozessen.«[24]

Der Psychologe und Meditationsforscher Dr. Ulrich Ott (Universität Gießen) findet das faszinierend: »In der Regel tauchen Gammawellen nur kurz im Gehirn auf und sind nicht nur zeitlich, sondern auch räumlich begrenzt.«[25] Die Bedeutung dieser rhythmischen Hirnströme mit Frequenzen um 40 Hertz ist noch nicht eingehend erforscht, doch gehen sie wie gesagt anscheinend mit kognitiven Höchstleistungen einher und entstehen in Momenten höchster Konzentration.

Manfred Spitzer, Hirnforscher an der Universität Ulm, kommentiert diese positiven Ergebnisse damit, dass jede geistige Aktivität Spuren im Gehirn hinterlasse und dass diese Spuren wiederum die zukünftige Hirnfunktion beeinflussten.

Also formen, modellieren und gestalten wir unser Gehirn permanent! Es ist nicht nur lernfähig, was Fertigkeiten oder Wissen betrifft. Die großartige Botschaft lautet: *Unser Gehirn kann auch Depression, Angst oder Minderwertigkeitsgefühle ERlernen und ebenso gut wieder VERlernen! Es kann lernen, ausgeglichen und heiter zu sein und dementsprechende Botenstoffe zu produzieren.* Der Schlüssel dazu liegt unter anderem in freundlichem Denken und in Meditation.

In Deutschland untersuchen weiterhin etliche Forscher, die auch selbst meditieren, die Effekte und Auswirkungen von Meditation. Auf dem Kongress der Deutschen Gesellschaft für Psychologie hat sich in Nürnberg 2006 eine kleine Gruppe von Medizinern, Biologen und Psychologen zusammengefunden, die unter der Leitung von Dr. Ulrich Ott und Prof. Harald Warald (University of Northampton) seitdem die physiologischen und psychologischen Veränderungen durch Achtsamkeitsmeditation erörtert. Die derzeitige Meditationsforschung wird auch von der SMMR (Society for Meditation and Meditation Research) und der DKTP (Deutsches Kollegium für Transpersonale Psychologie) unterstützt.

Literatur

Davidson, Richard, und Sharon Begley: *Warum wir fühlen, wie wir fühlen. Wie die Gehirnstruktur unsere Emotionen bestimmt – und wie wir darauf Einfluss nehmen können*, Arkana 2012

Godman, David, Ramana Maharshi und Kurt Friedrichs: *Sei, was du bist! Die wichtigsten Lehren des großen indischen Weisen*, O. W. Barth 2010

Goleman, Daniel: *Dialog mit dem Dalai Lama – Wie wir destruktive Emotionen überwinden können*, Carl Hanser 2003

Kearney, David J., et al.: »Loving-kindness meditation for posttraumatic stress disorder, a pilot study«, *Journal of Traumatic Stress* 26(4): 2013, S. 426–434

Lazar, Sara Whitney, et al.: »Meditation experience is associated with increased cortical thickness«, *Neuroreport* 28, 16(17); 11/2005, S. 1893–1897

Ott, Ulrich: *Meditation für Skeptiker. Ein Neurowissenschaftler erklärt den Weg zum Selbst*, O. W. Barth 2010

Poonja, H. W. L.: *Wach auf, du bist frei*, Kamphausen 1993

Ricard, Matthieu, *Glück*, Knaur Mens Sana 2009 – ebenso wie sämtliche Bücher des Neurowissenschaftlers und Langzeitmeditierenden

Singer, Wolf, und Matthieu Ricard: *Hirnforschung und Meditation: ein Dialog*, edition unseld, SV, 2008

Besuchen Sie auch meine Website:
www.gabriele-rossbach.de

Anmerkungen

1 Vgl. www.nationalgeographic.de/aktuelles/meditation-veraendert-verknuepfungen-im-gehirn-dauerhaft.

2 Vgl. ebenda.

3 Ulrich Pontes, http://dasgehirn.info/handeln/motorik/was-sport-im-gehirn-bewirkt-2912.

4 Vgl. Mihaly Csikszentmihalyi: *Flow. Das Geheimnis des Glücks*, Klett-Cotta 1990.

5 Vgl. Pontes, a. a. O.

6 Vgl. Thomas Müller, www.aerztezeitung.de/medizin/krankheiten/neuro-psychiatrische_krankheiten/depressionen/article/850155/depressionen-sport-hilft-antidepressivum.html.

7 Dr. Rainer Mutschler, www.biomedizin-blog.de/de/die-ursache-von-angst-und-depressionen-die-nur-wenige-vermuten-wp261-243.html.

8 Vgl. http://psychologienachrichten.de/?p=648.

9 Siehe www.spiegel.de/gesundheit/diagnose/darmsanierung.

10 Vgl. Felicitas Witte,»Gegen Depressionen ist ein Kraut gewachsen«, *Süddeutsche Zeitung* vom 19. Mai 2010, www.sueddeutsche.de/wissen/pflanzliches-medikament-gegen-depressionen-ist-ein-kraut-gewachsen-1.911809. *British Medical Journal*, doi:10.1136/bmj.38356.655266.82, 11. Februar 2005.

11 Vgl. Wikipedia, http://de.wikipedia.org/wiki/Achtsamkeits-basierte_Kognitive_Therapie.

12 Siehe www.institut-fuer-achtsamkeit.de/achtsamkeit.

13 Vgl. zum Beispiel www.mbsr-verband.de/kurse-kompaktkurse.html.

14 Siehe http://dasgehirn.info/handeln/meditation/wahrnehmen-und-annehmen-wie-meditieren-heilt-8686.

15 Richard Davidson und Sharon Begley: *Warum wir fühlen, wie wir fühlen. Wie die Gehirnstruktur unsere Emotionen bestimmt – und wie wir darauf Einfluss nehmen können*, Arkana 2012, S. 299.

16 Vgl. www.wirtschaftspsychologie-aktuell.de/strategie/strategie_2013.html.

17 Vgl. www.badische-zeitung.de/gesundheit-ernaehrung/meditation-kann-gegen-krankheiten-wie-depressionen-helfen--22469314.html.

18 Vgl. www.netdoktor.at/therapie/komplementaermedizin/meditation-kann-bei-depression-helfen-4714483.

19 Vgl. Davidson/Begley, a. a. O., S. 298 ff., 308 ff.

20 Vgl. Luders, Eileen, et al.: »*The unique brain anatomy of meditation practitioners: alterations in cortical gyrification*«, *Frontiers in Human Neuroscience 6:34 (2012);* doi: 10.3389/fnhum.2012.00034, nach www.netdoktor.de/News/Meditation-Groesseres-Gehirn-1136612.html.

21 Vgl. ebenda.

22 Vgl. ebenda.

23 Vgl. *Proceedings of the National Academy of Sciences*, November 2011, http://psylex.de/psychologienews/psychische-krankheit-meditation.html.

24 Davidson/Begley, a. a. O., S. 330.

25 www.sueddeutsche.de/wissen/neuro-experiment-moenche-in-der-magnetroehre-1.912829.

Über die Autorin

Gabriele Rossbach ist ausgebildete Pädagogin, Entspannungstherapeutin, Meditationslehrerin und freie Journalistin. Sie lebt in Aachen und leitet seit 1994 Seminare über Meditation, Psychosomatik und Stressbewältigung. Bei ihrer Tätigkeit als persönliche Beraterin und Coach arbeitet sie neben dem Schwerpunkt »entspannende und zentrierende Meditationen« unter anderem mit MBSR, Yoga-Pranayama-Atmung, NLP, kognitiver Therapie, autogenem Training und Tiefenentspannung nach Jacobson. Gabriele Rossbach ist Autorin mehrerer erfolgreicher Bücher, darunter *Visuelle Meditationen* (Windpferd, 2010).